우리
처음
이야기

우리 침뜸 이야기

1판 1쇄 발행 | 2009년 1월 20일
1판 6쇄 발행 | 2023년 10월 30일

지은이 | 정진명
고 문 | 김학민
펴낸이 | 양기원
펴낸곳 | 학민사

등록번호 | 제10-142호
등록일자 | 1978년 3월 22일

주소 | 서울시 마포구 토정로 222 한국출판콘텐츠센터 314호.(㊀ 04091)
전화 | 02-3143-3326·7
팩스 | 02-3143-3328

홈페이지 | http://www.hakminsa.co.kr
이메일 | hakminsa@hakminsa.co.kr

ISBN   978-89-7193-188-2 (03510), Printed in Korea
ⓒ 정진명, 2009

이 도서의 국립중앙도서관 출판사도서목록(CIP)은 e-CIP홈페이지(http://www.no.go.kr/ecip)와
국가자료공동목록시스템(http://nl.go.kr/kolisnet)에서 이용하실 수 있습니다.
(CIP제어번호 : CIP2013011602)

우리 침뜸 이야기

글 · 정진명

학민사
Hakmin Publishers

自序

침에 손을 댄 지는 꽤 되었지만 정식 교육을 받은 것이 아니어서 간단한 몇 가지 급성병만을 다스려오던 차에 지난겨울 한 시민 사회단체의 주관으로 침술강좌를 한다기에 좋은 기회다 싶어 수강신청을 했고, 그 동안 무질서하게 알았던 지식이 일목요연하게 정리되는 큰 즐거움을 맛보았다.

그래서 이 즐거움을 침에 관심 있는 모든 사람들이 함께 했으면 좋겠다 싶어서, 그때 들은 강의를 글로 정리해서 책으로 내기로 하고 연구원 측에 양해를 얻고자 추천사를 써달라고 하였다. 글 솜씨는 내가 냈지만, 내용은 강의한 분들의 몫이기 때문이다.

그런데 연구원 내의 여러 가지 여건으로 인하여 지금은 어렵다는 회신을 받았다. 그래서 불가피하게 책의 원고가 원래의 내용과 많이 바뀌었다. 강의에 직접 거론된 설명은 될수록 빼고, 그렇게 하여 비게 된 부분을 어설픈 나의 지식으로 채워야 하는 상황이 벌어진 것이다. 그러다보니 강의 중에 있었던 다양한 임상사례와 재미있는 이야기들이 모두 삭제되고, 그 동안 내가 주워들은 잡다한 지식과 개똥철학이 글의 밑천이 되었다.

어떻게 보면 그렇게 함으로써 책 본래의 내용에 더 충실하게 된 셈이니 재미는 좀 덜할지언정 책으로서는 전화위복이 되었다고 볼 수도 있다.

침뜸은 동양의학에서 아주 중요한 부문이고 오랜 내력을 지닌 분야이기 때문에 그에 관한 좋은 책들이 시중에 많다. 그런데 경험도 부족하고 지식도 짧은 내가 이런 글을 쓰게 된 것은, 가벼운 마음으로 누구나 쉽게 한 번 읽어서 침뜸에 관심을 갖도록 하려는 뜻이다.

생각하면 침이라는 게 그렇게 어려운 것도 아니고, 배우면 배운 그 만큼 써먹을 수 있는 아주 유용한 수단이다. 그렇기 때문에 전문가는 자신의 전문 지식만큼 써먹을 수 있고, 일반인은 자신이 아는 만큼 간단한 병에 응용할 수 있는 것이다. 따라서 전

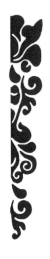

문가만이 아니라 침뜸에 문외한인 사람이 한 번 읽어서 쉽게 접근해볼 수 있는 그런 책도 한 권쯤 필요한 것이다.

다행히 나는 오랜 세월 동안 글쓰기 쪽에 종사해온 덕택으로 그런 가벼운 글을 쓰는 데는 나름대로 자신이 있다. 책이라는 것이 꼭 교과서만 필요한 것이 아니고, 그 분야에 관심을 유발할 수 있는 흥밋거리로도 필요한 것이라면, 침뜸 분야에 그런 책이 하나쯤 있어도 좋지 않겠나 싶은 것이다. 그런 생각에서 나온 책이니, 부족한 곳은 배우는 대로 다시 고치고 보충하고자 한다.

이 책이 나오기까지 많은 분들의 노력이 보태졌다. 강의를 해준 두 분 선생님은 물론이고, 이윤이 보장되지 않는 무모한 원고를 서슴없이 책으로 묶어주겠다고 한 김학민 사장님, 그리고 아무 것도 아

닌 허접한 지식을 글로 옮기면서 생기는 짜증을 너그러이 받아
준 아내에게 고맙다는 말을 전한다.

　가장 훌륭한 양생법은 몸과 세상에 대한 집착을 싹둑 끊어버
리는 것이다. 몸뚱이는 자연이기 때문에 놔두면 저절로 된다. 모
든 책은, 그렇게 되기 위해 필요한 것이리라. 그러니 긁어 부스
럼일 뿐, 어찌 좋은 책이 있으랴!

2008년 여름

용박골에서 **둔곡** 삼가 씀

차
례

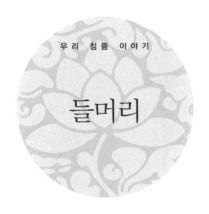

들머리

1. 침의 종주국은?

이렇게 물어보면, 대부분 중국일 거라고 대답을 합니다. 그러나 침은 고려가 으뜸이었습니다. 그 증거로 『황제내경』이 있습니다. 『황제내경』은 두 부분으로 이루어졌습니다. 「영추」와 「소문」이죠. 그중 이 영추가 바로 고려의 침경입니다.

중국은 진나라 때 분서갱유라는 전대미문의 자료 손실을 당합니다. 그래서 그 후에 들어선 한나라에서는 남은 전적과 학자들의 기억을 총동원하여 갖가지 경전을 복원해 냅니다.

하지만 중국은 워낙 전란이 잦은 나라라서 한나라 이후에도 많은 기록을 분실합니다. 특히 삼국시대 이후의 오호십육국 시기와 위진남북조 시기는, 춘추전국시대에 버금가는 혼란기였습니다. 이런 혼란을 수습하고 수 · 당 시대가 전개되는데, 불교국가인 당나라를 비판하며 들어선 송나라는 고대 유학을 재정비한 성리학을 통치이념으로 선택한 나라이기 때문에 학문의 체계가 잘 잡힌 정밀한 시대였습니다.

그런데 송나라 학자들이 책을 정리하려고 보니, 바로 앞 시대의 혼란기 때 이미 사라져서 볼 수 없는 것들이 상당히 많은 것입니다. 그래서 주변의 나라로 사신을 보내어 혹시 그 전에 중국에서 전래받은 책이 있으면 달라면서 목록을 적어 보냅니다. 이 사신은 당연히 고려에도 옵니다. 고려에서는 목록에 들어 있는 책을 성실히 찾아서 보냅니다. 얼마나 성실했는지 중국측에서는 요구하지도 않은 다른 책까지 보냅니다. 중국에는 없을 것으로 추측되는 책들입니다.

그 결과 중국에서는 이미 끊어진 천태종이 고려에서 전해준 불경을 바탕으로 다시 법등을 켭니다. 이와 같이 고려에서 전해준 글들은 중국의 정신과 학문을 재건하는 데 큰 기여를 합니다. 그런 중에 『고려침경』이라는 책도 있었습니다.

당시 중국에는 의학서로 진·한대에 걸쳐 정리된 것으로 추정되는❶ 『황제내경』이라는 책이 있었습니다. 『황제내경』은 동양의학의 바이블인데, 「영추」와 「소문」으로 구성되어 있습니다. 「소문」은 인체의 원리와 치료 일반에 관한 내용이 주를 이룹니다. 「영추」는 이름으로 보아 침에 관한 것으로 추정되는데,❷ 말만 있지 실제로 존재하지 않았습니다. 그런데 고려에서 침에 관한 책이 온 것입니다. 고려에서 온 『침경』이라는 책을 받아보고

----

❶ 이진수, 한국 양생사상 연구, 한양대학교출판부, 1999, 21쪽.
❷ 「영추(靈樞)」는 원래 해시계의 바늘을 가리키는 말입니다. 그 바늘 하나로 하여 일년과 하루의 시각을 정확히 알 수 있기 때문에 바늘을 사용하는 침쟁이들이 자신들의 상징으로 쓴 말이지요.

는, 이름만으로 전해오던 「영추」라고 단정하고 『황제내경』에 끼워 넣은 것입니다. 그것이 『황제내경』의 「영추」 소동입니다.

그런데 고려에서 가져왔다는 사실을 슬그머니 감추고 본래 자기네 것이었던 양 눈가림을 합니다.

> 아주 오래 전에 황제께서 내경 18권을 지었는데, 「영추」 9권과 「소문」 9권을 합하면 그 수가 되며, 세상에 유전되어 오는 것은 오직 「소문」 9권뿐이다. …… 지금 여러 서적을 참고하고 대조하고 다시 가장본(家藏本)인 구본 「영추」 9권을 교정함에 모두 81편이 되는데 음과 해석을 덧붙여 매 권 말미에 붙였으니, 20권으로 묶었다. …… 이미 정상을 갖추어 소속된 상부기관에서 펴서 밝힌 것 외에 사부의 비준을 거쳐 조례에 밝힌 내용에 의거 전운사를 지휘하여, …… 비서성 국자감에 보내어 책을 편찬해 주기를 바라노라. 지금 숭(崧)은 오로지 명의를 찾아 요청하였으니, 더욱 참작하여 상세하게 밝혀주기를 요구하며 이익이 무궁하고 공로가 실로 저절로 있을 것이다. …… 송 고종 소흥 을해년 금관성에 사는 사숭(史崧)이 제하노라. **③**

고종 소흥 을해년은, 서기로 환산하면 1155년입니다. 이 글에 의하면 「영추」라는 책은 사숭이라는 사람의 집에 대대로 내려오는 책이었겠지요. 그러다가 조정에서 서책을 정비한다고 하니까 자기 집안에 내려오던 귀중한 것을 세상에 공개했을 것이

③   편역주해 황제내경 영추 1(이경우 번역), 여강출판사, 2000, 12~13쪽.

고요. 그런 공로로 이 책의 맨 앞에 서문을 쓰는 영광을 얻은 것입니다.

그러나 이것은 새빨간 거짓말입니다. 본디 이 「영추」는 고려에서 보낸 『침경』이기 때문입니다. 다음 기록이 거짓이 아니라면 말입니다.

원우 8년 봄 정월 경자일에 고려에서 바친 『황제 침경』을 천하에 반포하라는 조서를 내렸다.[4]

원우는 송나라 철종의 연호이고, 원우 8년은 서기로 환산하면 1094년입니다. 철종 앞의 황제는 신종으로, 명재상 왕안석을 기용하여 기울어가는 송나라를 다시 한 번 일으키려 나라 전체를 개혁하려고 몸부림쳤던 임금이죠. 이 임금의 죽음과 함께 왕안석의 개혁안은 몽땅 버려지고, 북쪽에서 사납게 일어서는 금나라의 기세에 눌려 마침내 송나라 조정은 남쪽으로 옮겨가 남송 시대를 열게 됩니다.

이것을 보면 고려에서 온 『침경』이 불과 61년만에 중국의 한 의료업자 집안에 대대로 전해 내려온 황제 때의 「영추」로 둔갑한 것입니다. 그리고 지금도 황제 때의 그 책이라고 아무도 믿어 의심치 않습니다. 무려 천년이나 묵은 이 사기극 앞에서는 아연실색할 따름입니다. 한 개인의 거짓말이야 그 사람의 인격 문

[4] 동양학연구소, 이십오사초-중, 한중일관계자료집 I, 단국대학교출판부, 1977, 392쪽.
宋史(元祐八年春正月) 庚子, 詔頒高麗所獻黃帝針經於天下.

제라 치더라도, 개인의 거짓말이 가져올 집단 전체의 이익 때문에 지켜진 침묵은, 적어도 세계 평화와 인류의 안녕을 걱정해야 할 위치에 있는 분들의 처신은 아닌 것이지요.

원래 중국에는 자기들 나름대로 침술의 역사가 있었습니다. 전국시대의 유명한 의원인 편작이 편집했을 것으로 추정되는 『난경』이라는 책이 있고, 위·진시대의 황보밀이 그 전에 내려오던 여러 책들을 정리하여 만든 『갑을경』 같은 침책이 있어서 자기들만의 전통이 서있는 상황이었습니다. 그러나 이들만으로는 부족해서 자료를 찾던 차에 고려에서 『침경』이라는 책이 온 것입니다. 그 책에는 자신들이 메울 수 없었던 완벽한 이론이 들어 있었고, 그것이 의원들로 하여금 "책을 열어 읽음에 쉽게 구명할 수 있고, 이해함에 거의 어긋남이 없을 수 있게 되었다."는 서문의 내용인 것입니다. 『고려침경』의 출현으로, 그때까지 풀리지 않던 침에 관한 모든 의문이 쉽게 정리된 것입니다.

원래 중국은 황하 중류에서 시작된 나라입니다. 후대로 내려오면서 영역이 점차 확장되어 오늘에 이른 것임은 역사 시간에 배운 바 그대로입니다. 그러나 황해인 발해만을 비롯하여 그들의 동쪽 해안가에는 그들과 다른 민족이 살았고, 그들을 싸잡아서 중국인들은 이(夷)라고 불렀습니다. 동쪽에 산다고 하여 통칭 동이족이라고 불렀지요.[5] 대체로 고인돌과 빗살무늬 토기가 퍼진 발해 연안의 지역입니다.

바닷가에는 소금기가 많기 때문에 종기가 많이 발생합니다.

---

[5] 이형구, 한국 고대문화의 기원, 까치, 1991, 96쪽.

그런데 종기나 염증은 뾰족한 바늘로 찔러서 짜내는 것보다 더 빠른 치료법이 없습니다. 게다가 바닷가에 사는 사람들은 고기 잡이를 하기 때문에 바늘을 늘 곁에 두고 삽니다. 그러다 보니 뾰족한 돌이나 바늘로 찔러서 병을 다스리는 데 익숙한 것이고, 자연스럽게 그것이 침술로 연결된 것입니다.[6]

이 동이족은 황하 유역의 화하(한)족이 세력을 확장함에 따라서 동쪽으로 이동하거나 화하족의 통치 영역으로 흡수됩니다. 그런 까닭에 중국의 초기 역사는 대부분 황하 유역의 한족이 동이족의 영역으로 확장해나가는 과정의 갈등이 주를 이룹니다. 황제와 치우의 싸움 때 흘린 피가 백리에 걸쳤다거나[7] 은·주 교체기의 싸움 때 피가 강물처럼 흘러 절굿공이가 떴다는 처절한 표현은 이런 정황을 보여주는 것입니다.

이것은 중국의 역대 왕조를 살펴보아도 금방 알 수 있습니다. 한족이 세운 왕조는 중국의 역사에서 그리 많지 않습니다. 하, 한, 당, 송, 명만이 한족이 세운 왕조입니다. 나머지인 은, 주, 수, 원, 청은 모두 동이족이나 북방민족이 들어와서 세운 것입니다. 중국 통치체제의 기초를 닦은 당나라 이세민은 원래 북방민족이었습니다. 그렇기 때문에 북방민족의 전략 전술을 너무나 잘 알았고, 그래서 초강대국인 고구려도 무너뜨릴 수 있었던 것입니다. 이로 보면 한족이 주체가 되어 스스로 자신의 땅을 다스린 기간은 얼마 되지 않습니다. 중국에서 현재의 영토를 중심으로 진행하고 있는 중화문화론은 당시에 있지도 않던, 최근에 형

---

[6] 이경우, 황제내경소문1, 여강출판사, 1999, 377쪽 이법방의론.
[7] 기세춘, 장자, 바이북스, 2007, 602쪽 도척.

성되기 시작한 관념임을 알 수 있습니다.

중국인들은, 중국이라는 말 그대로 자신들이 천하의 주인이라고 자부하고 살아왔습니다. 그런 자부심은 자신들이 만든 것에 대한 애착으로 나타나는데, 인류의 4대 발명이라는 나침반, 화약, 종이, 활자가 그것입니다. 그런데 근래 들어 이런 자존심에 상처를 주는 일이 몇 가지 발생했습니다. 종이도 고려의 한지가 가장 질이 좋고, 최초의 쇠 활자도 청주 홍덕사에서 인쇄한 백운화상 초록 「직지심체요절」로 밝혀졌기 때문입니다. 게다가 세계 최초의 목판 인쇄물도 불국사 석가탑에서 발굴된 「무구정광대다라니경」임이 밝혀진 것입니다. 자존심에 심한 상처를 입은 중국에서는 이것을 심지어 중국에서 인쇄해서 가져다가 석가탑에 넣었다고 주장하기까지 하였습니다.

그런데 문제는 이뿐만이 아닙니다. 인류의 4대 발명품외에, 자신들의 실력이 세계 최고이며 자신들의 고유한 문화라고 자부하던 침에서도 이와 똑같은 일이 벌어진 것입니다. 변방 속국으로 간주하던 고려에서 자신들이 꿈에도 그리던 완벽한 침술 책이 온 것입니다. 그래서 그것을 『황제내경』에 편입시키고서는 본래 자신들에게 전해오던 것처럼 슬그머니 발표한 것입니다. 바로 이런 음모가 사숭이라는 사람이 쓴 서문에서 드러납니다. 손바닥으로 하늘을 가릴 일이지요. 중국인들의 그런 안타까운 마음을 이해하지 못할 것도 없습니다만, 큰 나라로 자부하는 그들의, 결코 크지 못한 행태를 멀리서 지켜보며 한편으로는 가슴속에서 욱! 하고 치밀어 오르는 감정 역시 무시당한 나라 백성의 소심함이라고만은 할 수 없을 것입니다.

침의 본류가 우리 겨레라는 증거는 아시혈이라는 말에서도 엿볼 수 있습니다. 아시혈은 정해진 혈자리가 아니라 환자의 통증이 나타나는 곳을 가리키는 말입니다. 당나라 때 명의인 손사막이 환자를 더듬다가 신음소리를 듣고 "아, 이곳이구나!"라고 해서 쓴 말이라고 합니다.[8] 그러나 이 또한 사실과 다릅니다.

〈아시〉는, '애시당초'라는 말에서 보듯이 '처음'을 뜻하는 순 우리말입니다. 〈아시〉의 옛말은 〈아ᅀᅵ〉이고 이것의 어근은 〈앗〉인데, '어설프다, 어섯눈, 아시빨래' 같은 말에 그 흔적이 남아 있고, 단군조선의 수도였던 '아사달'도 여기에 뿌리를 둔 말입니다. 이 〈아시〉는 처음이라는 뜻입니다. 오히려 일본말에는 더욱 분명하게 자취가 남아 있어 「아사히(朝日)」의 〈아사〉는 해가 처음으로 뜨는 아침이라는 말입니다.[9]

이 말은 다시 여러 가지 뜻으로 분화하여 아우, 아들, 처음, 아침, 샐녘 같은 말에 흔적을 남깁니다.[10] 어리다는 뜻으로 애호박, 애벌레처럼 말의 앞에 붙는 '애'도 〈아시〉의 변형된 흔적입니다.

그러니 환자를 처음 짚을 때 통증을 느낀다는 뜻으로 우리 조상들이 아시혈이라는 말을 쓴 것인데, 그것이 두 겨레의 침술이 교류하는 과정에서 옛날의 중국으로 흘러가 정착한 것입니다. 중국인들은 그 본래의 뜻을 모르니까 소리 나는 대로 〈阿是〉라 적어놓고 자기들이 알기 좋게 '아, 이곳이구나!'라는 뜻으로

[8] 정통침뜸교육원 교재위원회, 경락학, 정통침뜸연구소, 2006, 357쪽.
[9] 박시인, 알타이 인문 연구, 서울대학교출판부, 1970, 325쪽.
[10] 양주동, 증정 고가 연구, 일조각, 1986, 106쪽.

억지 해석을 붙여놓은 것이고요. 따라서 아시혈이란 말은 우리 겨레 내부에 전해오던 침술의 위력을 중국 침술 내부에서 찾을 수 있는 증거입니다. 그리고 정말 오래 전부터 침술의 교류가 있었음을 보여주는 말이기도 합니다.

아시혈은 본래 정해진 곳이 없다는 뜻의 부정혈이나, 타고난 대로 반응한다는 뜻의 천응혈이라고 합니다. 이렇게 이미 있는 용어를 제치고 밖에서 들어온 말인 아시혈이 더 많이 쓰이게 된 것입니다. 우리가 의학용어를 영어로 그대로 갖다 쓰는 것과 비슷한 상황이라고 보면 될 듯합니다.

『황제내경』이 동중서의 천인감응설을 바탕으로 한대에 이루어졌고,[11] 그로부터 얼마 되지 않은 당나라 때에 아시혈이라는 말이 쓰였다면, 벌써 그 때에 고려 쪽의 침뜸 기술이 중국에 전래되었음을 증명하는 것입니다. 이런 흔적이 '아시혈'이라는 말에 남아 있습니다. 중국인의 자존심에는 금이 갈 안타까운 일이지만, 부인한다고 해서 될 일도 아닙니다.

침의 종주국은 고려입니다. 침술은 고려침입니다. 『황제내경』의 「영추」가 바로 고려에서 전한 침술 책입니다. 그렇기에 책의 제목을 『우리 침뜸 이야기』라고 한 것입니다.

2. 침과 철학

'철학이 없으면 침쟁이일 뿐이다.'

....
[11] 김교빈 외 5인, 동양철학과 한의학, 대우학술총서 550, 아카넷, 2003, 190쪽.

강의 첫 시간에 처음 나온 말이었습니다. 이 말 한 마디에 저는 긴가민가하던 마음을 선뜻 돌렸습니다. '침을 배워보자. 정말 배울 만하겠구나' 하고. 침을 배우러 강원에 들어서서 인사를 하는 순간까지도 제게는 침을 배우는 이유가 절실하지 않았습니다. 몸뚱이야 원래 나고 감도 없는 허공 법계에서 잠시 나타난 색계의 수레나 신발 같은 것인데,[12] 거기에 공을 들인들 무슨 공덕이 있겠는가 하는 생각을 하던 참이었기 때문입니다. 신발의 때를 닦는 솔질처럼 그저 건강을 지키는 한 좋은 방편이겠거니, 하는 호기심으로 그 자리에 왔을 뿐입니다. 그런데 이 말을 듣는 순간, '아하! 내가 정말 배워야 할 것은 침이 아니라 철학이구나!' 하는 판단이 들었고, 가슴은 행복으로 가득 차 올랐습니다.

병을 고치기 위해서 침을 놓는다는 것은 기계를 조작하는 것에 지나지 않습니다. 침으로 기계를 조작하는 단계를 넘어선다는 것은, 기계의 주인인 인간의 마음을 이해한다는 것을 뜻합니다. 몸의 주인은 마음이고, 병은 그 마음이 만들기 때문에 결국은 침이 도달할 자리도 마음일 것입니다. 저는 침을 그런 방향에서 받아들였고, 그런 마음으로 침뜸 강의를 들었습니다. 그렇기 때문에 오히려 침이라는 지식으로부터 자유로웠습니다. 어딜 어떻게 찔러서 몸을 낫게 한다는 것에는 별 관심이 없고, 한 달 내내 침이 거느린 그 담담한 철학, 동양 사회의 배경에 서린 장엄한 이론의 그물이 서서히 드러나는 파노라마를 즐겼습니다.

....
[12] 박영호, 반야심경, 두레, 2001, 79쪽.

인류사 초기 단계에서는 세계 어디든 사람을 치료하는 일을 무당이 맡았습니다. 병을 나쁜 기운으로 여기고, 그것을 귀신의 작용이라 하여 거룩한 신의 뜻을 묻는 무당의 능력으로 퇴치할 수 있다고 믿은 것입니다. 의사를 뜻하는 한자는 '醫'이지만, 옛날에는 '毉'였다는 것이 그것을 보여줍니다. 巫 부수가 酉로 바뀐 것을 볼 수 있습니다. 酉는 술을 가리키는 말입니다. 술이 마취효과를 낸다는 것은 익히 알려진 것이고, 그것을 치료에 사용했다는 뜻이죠. 우리말의 무당은 보통 한자로 '巫堂'이라고 표기하는데, 원래는 순우리말입니다. '묻다'의 어근인 〈묻〉에, '마당'에서 볼 수 있는 명사화 접미사 〈앙〉이 붙어서 된 말입니다. 〈묻+앙〉의 구조이죠.[13] 그러니까 무당이란, 하늘의 뜻을 묻는 사람을 가리키는 말입니다. 지금도 아프리카나 아메리카의 원시사회에서는 무당이 치료를 맡고 있습니다.

그러다가 사람들의 이성이 깨이고, 원시부족국가가 형성될 무렵이면 무당과 의사가 분리되기 시작합니다. 정치와 종교가 분리되면서 한 사회에서 무당이 차지하는 지위가 떨어지는 것처럼 사람을 고치는 의사 역시 마찬가지여서 중국 고대의 의사들은 떠돌이들이었습니다. 그래서 이들을 편력의라고 합니다.[14] 환자들에게 치료를 해주고 보수를 받고 자신을 필요로 하는 또

[13] 서정범, 우리말의 뿌리, 고려원, 1996, 295쪽.
[14] 김교빈 외 5인, 동양철학과 한의학, 대우학술총서 550, 아카넷, 2003, 53쪽.
이런 편력의의 존재는, 침구가 불법화된 우리나라에서 1970년대까지도 확인된다. 시골 동네로 돌아다니며 침을 놔주고 약간의 보수를 받고는 떠나는 침쟁이에 대한 이야기가 아직도 우리의 기억 속에 선명히 남아있다. 그리고 이런 정황은 요즘도 불법의료행위 단속을 피하기 위해 한 지역에서 며칠간 침을 놓고 자취를 감추는 야매 침구사의 형태로 잔존하고 있다. 잘못된 법이 21세기 한 복판에 고대의 풍속을 강요하고 있는 셈이다.

다른 곳으로 떠나는 그런 사람들이었습니다.

고대 의사들의 성향은 건강과 장생을 도모한다는 점에서 양생술을 추구한 도가 철학과 자연스럽게 만납니다. 그래서 초기의 동양의학은 도가 철학이 이끌게 됩니다. 그리고 이런 경향은 춘추전국시대를 거치면서 한나라 때에 이르러 『황제내경』으로 일단 정리됩니다.

『황제내경』은 도가 중에서도 특히 황로학파의 영향이 강하게 작용한 책입니다. 황로학파란, 전설상의 시조인 황제와 도가의 시조로 알려진 노자를 숭배하는 학파를 말합니다.[15] 자신들의 세계관이 집약된 의학서의 제목에 '황제'라는 이름을 넣은 것을 보면 그런 성향과 책의 성격을 잘 알 수 있습니다.

『황제내경』이라는 위대한 책이 만들어지는 데는 세 가지 서로 다른 패러다임이 합쳐져야 했습니다. 음양론과 오행론, 그리고 기가 그것입니다. 음양론과 오행론은 원래 서로 다른 이론이었습니다. 그러다가 춘추전국시대를 거치면서 한 이론으로 합쳐집니다. 특히 의학에서 그런 성향이 두드러집니다. 그리고 이들을 매개하는 것이 기입니다. 이 세 가지가 합쳐짐으로써 동양 사회에서는 사람의 몸을 바라보는 분명한 기틀을 마련하게 됩니다. 이 셋을 합치는 데 큰 기여를 한 사람이 한대의 유학을 국가의 통치이념으로 승화시킨 동중서입니다.[16]

사람 사회에 하늘이 서로 응한다는 천인감응설은 우주와 인

----

[15]   동양철학과 한의학, 54쪽.
[16]   김교빈, 기에 대한 철학적 이해, 앞의 책, 244쪽.

간의 관계를 고민한 가운데서 나온 이론임을 알 수 있고, 이것은 인체를 바라보는 기본 전제가 됩니다.

침이 도가 철학을 바탕으로 이루어진 까닭에 초기 경락이론은 도가에서 양생술의 일환으로 착안하고 발전합니다. 양생술은 인체가 타고난 만큼 살도록 하는 가장 좋은 방편을 추구하는 것이고, 나아가 죽지 않고 신선이 될 수 있는 불사의 방법을 찾는 것입니다. 그 과정에서 나온 것이 도인법과 기공이고, 곁들이로 발전한 수단이 침입니다. 도교 의학은 불로장생을 꾀한다는 한 가지에 집약되었고, 질병의 치료 역시 그 목표를 이루기 위한 것이어서, 이런 사상은 초기의 동양의학이 체계를 잡고 집대성되는 데 큰 영향을 미쳤습니다.[17]

도가의 의학은, 인간 전체에 대한 이해를 우선합니다. 그렇기 때문에 우주 전체의 변화를 살피고 그에 따라서 삶을 영위하는 시간성을 많이 이야기 합니다. 계절에 따른 몸의 상태를 말하지요. 『황제내경』의 첫 구절도 그런 내용으로 되어 있습니다.

초기에 도가 철학을 바탕으로 체계화한 경락학설은 송대에 들어서면 유가 철학으로 재편되기 시작합니다.[18] 이렇게 성리학자이면서 한의학을 하는 사람을 유의(儒醫)라고 합니다. 이들은 성리학이 지닌 체계와 이론을 한의학에도 적용하려 하여 이후 한의학 이론이 번성하는 계기를 마련합니다. 유학자들의 방법은 증명론이 주를 이룹니다. 즉 증상에 따라서 치료하는 방법입

---

[17]   한국 양생사상 연구, 23쪽.
[18]   조남호, '성리학과 한의학', 동양철학과 한의학, 299쪽.

니다. 이 증상에는 이렇게 놓고 저 증상에는 저렇게 놓는다는 방법론을 밝히는 것입니다.

도가의 의학과 달리 성리학자들은 의학 전체의 체제보다는 각각의 질병을 치료하는 방법에 관심이 많았습니다. 우주와 인간 전체의 이해는 성리학을 통해서 저절로 해결되기 때문입니다. 그리고 치료 방법은 이들에게도 절실한 문제였습니다. 임금과 부모의 질병을 치료하는 것은 곧 충과 효를 실천하는 방법이기 때문에 그들 자신이 환자를 고치는 일에 나름대로 정당성도 찾을 수 있어서 의술에 직접 관여하게 됩니다.

그리고 우주의 변화에 따라 처방을 하는 자오유주 침법도 이때 등장합니다. 이것은 시간의 흐름에 맞추어서 침을 놓는 것입니다. 육십갑자에 따라 특정한 시각이 되면 정해진 혈이 열립니다. 혈이 열리는 그때에 맞춰 침을 찌르면 효과가 극대화된다는 것이죠. 실제로 시간에 맞춰 열린 혈을 찌르면 반응이 평상시의 몇 배가 되는 것을 확인할 수 있습니다.

침이 다양한 문파로 갈라지면서 꽃을 피우는 것은 금·원 때입니다. 청나라 때의 『사고전서』에는, 유학의 유파는 송대에 나뉘고 의학의 유파는 금·원대에 나뉘었다고 했을 정도입니다. 성리학은 불교의 마음공부 방법을 고대 유학에 끌어들여서 새롭게 정비한 것이니,[19] 학파가 송대에 나뉘었다는 말의 진의를 알수 있습니다. 이런 뜻깊은 가지치기가 의학에서는 금·원대에 이르러 나타났다는 말입니다. 병을 다스리는 데 중요하다고 여

---

[19] 풍우란, 중국철학사 하, 까치, 1999 ; 기세춘, 성리학 개론 상, 바이북스, 2007, 269쪽.

기는 기준에 따라 크게 한량파, 공하파, 보토파, 양음파로 나뉘어 의학 발전의 전환기를 마련하였고, 이후의 발전은 이들의 이론과 발상에 의지한 바가 큽니다.[20]

이러한 흐름은 후대에도 계속되어 동양 의학 발전에 일정한 흐름을 이루지만, 성리학의 주리론이 퇴계 이황에 와서 완성을 보듯이, 침술도 조선에 와서 완성됩니다. 즉 임진왜란 시기에 완성된 오행침법이 그것입니다. 사암오행침의 의미는, 음양오행의 법칙을 침술 안에서 완벽하게 실현했다는 것입니다.

침 이론의 바탕을 이루는 철학은 음양오행입니다. 그런데 혈은 각 장부마다 엄청나게 많습니다. 인체의 혈은 1년의 날짜와 비슷한 360여 개입니다. 이 많은 혈을 모두 쓸 수는 없습니다. 어차피 의사마다 혈의 특징에 따라 골라서 쓰게 됩니다. 그런데 그 많은 혈을 오행의 원리로 분류하여 각 장부마다 목·화·토·금·수 5개의 혈로 압축하고, 그것을 이용하여 단 4개의 침만을 꽂아서 큰 효과를 내는 처방법이 조선에서 등장한 것입니다. 그러니까 몸 전체에 적용되던 오행의 법칙을 다섯 혈로 압축하여 그것들의 관계를 통해 치료 원리를 찾아낸 것이고, 자연과 인체 전반에 적용되던 오행원리를 가장 미세한 혈까지 적용하는 데 성공한 것입니다. 침이라는 게 본디 음양오행의 법칙을 이용하는 것이지만, 그 오행의 특징이 각 혈에도 있어 수많은 혈에서 오행의 특성에 알맞은 혈만을 골라내어 상생의 관계로 이용하고, 나아가 억관법까지 곁들여서 효과를 배

---

[20]　김현제 외, 한의학 사전, 성보사, 1983. 금원사대가. 儒之門戶分于宋, 醫之門戶分于金元.

가시킬 수 있다는 생각까지는 어느 누구도 하지 못한 것이었습니다. 이 놀랍고 깜찍한 발상이 조선에 나타난 것입니다. 이것이 사암침법의 위대성이고 침술이 완성되었다는 말의 뜻입니다.

앞서 침의 종주국은 우리나라라고 했는데, 『고려침경』의 중국 전래라는 사실 이외에도 바로 이 오행침의 존재로 하여 우리는 침의 종주국이라는 사실을 또 한 번 확신하게 되는 것입니다. 그리고 곧이어 조선 말기에 이르면 이제마라는 탁월한 명의가 나와서, 체질에 따라 처방을 달리해야 한다는 사상의학을 주창합니다.[21]

사상의학은 완성된 이론이 아니지만, 병을 바라보는 새로운 시각을 열었다는 점에서 의학사에 한 획을 그은 발상입니다. 이후 체질론이 의학계의 큰 흐름을 형성합니다.

중국에서는 지금까지도 사암침법과 사상의학에 대해 냉담합니다. 스스로 대국임을 자처하는 나라에서 새로 등장한 학설에 대해 그 효과를 검증하여 구활창생의 방법을 확대할 생각은 않고 이런 옹졸한 반응을 보이는 것은, 그것이 미구에 가져올 침술계의 지각변동을 감지했음을 스스로 보여주는 것입니다. 진리는 무시한다고 해서 사라지지 않으며, 침뜸에서 진리란, '낫는다'는 사실입니다.

여기서는 주로 의학보다는 철학의 측면에서 배웁니다. 즉 철학자가 되는 것이죠. 침쟁이로 전락하지 않고 우주와 인체를

----

[21] 이제마, 사상의학원론(홍순용, 이을호 역술), 행림출판, 1985.

바라보는 또 다른 세계관을 배우는 것입니다. 철학의 측면에서 배운다는 것은, 단순히 증상에 따른 처방으로 병을 고치는 것을 말하는 것이 아니라, 병이 발생한 이유를 세심히 성찰함으로써 그 원인을 제거하고 마침내 우주와 하나 되는 것입니다. 결국 인간과 그를 둘러싼 환경 전체, 나아가 우주의 이치를 이해하지 않으면 안 되는 일입니다. 그리고 단순히 증상에 따라 침을 놓는 것보다 철학을 이해할수록 치료도 잘 됩니다. 병을 그 뿌리부터 다스리기 때문입니다.

3. 한국 침구학의 현실

침은 한겨레가 이 땅에 살기 시작한 첫날부터 우리의 삶에 가장 중요한 치료법이었습니다. 그래서 옛날 시골에 가면 어느 동네나 침을 잘 놓는 집이 있어서 동네 어귀에는 말뚝을 하나 박아놓고 침놓는 집이라는 안내문을 붙여 놓았습니다.

실제로 옛날에는 중환자가 생기면 의원을 부르러 다닌 것이 아니라, 환자를 들쳐 업고 유명한 의원을 찾아서 전국을 떠돌았습니다. 곽낙원 여사가 중병에 걸린 남편을 고치려고 어린 자식인 김구를 친척 집에 맡긴 채 전국을 떠돈 이야기가 『백범일지』에 나옵니다.[22] 침놓는 사람은 각기 잘 다루는 병이 있어서 환자를 들쳐 업고 전국을 돌아다니다보면 그 병에 정통한 의원을 하나쯤은 만난다는 말입니다. 이것은 침이 우리 주변에서 언제든

....
[22] 김구, 백범일지, 학민사, 1997, 25쪽.

지 만날 수 있는 흔한 것이었다는 증거입니다.

그러나 오늘날 침 시술은 불법입니다. 이 내력은 이승만 정권의 출범까지 올라갑니다. 해방 후 정부가 출범하면서 의료정책을 수립하게 되는데, 침구사의 존재를 인정하던 일제 때와 달리, 이승만 정권은 동양 전래의 의학에 거의 무지하다시피 했습니다. 그래서 보건을 담당하는 쪽에서 의료정책을 세우는데, 간단히 서양의학만을 수용합니다. 동양의학에 종사하는 분들이 담당자들과 장관까지 만나지만 무산됩니다. 저간의 사정이 인산 김일훈의 일화에도 잠깐 나옵니다.[23]

그래서 수천 년 동안 우리 백성의 삶을 살리던 갖가지 치료법은 일제히 불법의료행위로 전락하였습니다.

하지만 이 의료행위는 묵인되었습니다. 워낙 오랜 세월 치료를 해온 방법이고, 또 일제 때에 침구사제도가 있던 데다가, 실제 생활에서 큰 효과를 내기 때문에 그런 행위를 제재할 수가 없었던 것입니다. 그래서 묵인, 즉 모른 체한 것입니다. 양지에서는 서양의학이, 음지에서는 동양의학이 사람들의 병을 다스리는 희한한 시대가 해방 후에 시작된 것입니다.

이 어정쩡한 관계는 1962년의 의료법 개정으로 일단락됩니다. 즉 이 법으로 전통의학은 한의사들이 완전히 독점하게 되고, 그 나머지는 모두 불법으로 확정됩니다. 원래는 한약 전문의인 한의사와 침뜸, 안마 전문가는 별개의 영역이었습니다. 침구사, 안마사가 따로 있었던 것이죠. 그런데 이때 모든 시술권을 약 전문인

---

[23] 김일훈, 신약, 인산동천, 2000.

한의사에게 통째로 넘겨준 것입니다.[24] 그래서 한약을 짓는 약방은 한의원으로 승격되고, 침을 놓은 의원들은 불법으로 한 번 더 확실히 전락한 것입니다. 현재까지도 침은 불법의료행위입니다.

원래 사람의 병을 고친다면, 그것은 당연히 의료행위가 되어야 합니다. 그러나 법이 그것을 보장해 주지 않는 이유는, 밥그릇 싸움 때문입니다. 침의 합법화를 반대하는 사람들은 누구일까요? 답은 자명하지요. 침이 합법화되면 손해를 보는 사람들일 것입니다.

중국은 사정이 다릅니다. 그들은 근대화 과정에서 아예 서양의학과 동등하게 치료행위로 인정받았습니다. 이것은 법과 의학 위에 사람을 놓은 까닭입니다. 법보다 사람이 먼저인 것입니다. 중국의 경우, 의사와 한의사가 환자를 놓고 서로 상의하는 일이 당연한 풍토가 되었습니다. 그래서 짧게는 2년부터 길게는 6년까지 정식 교육과정을 갖춘 대학이 수도 없이 많습니다.

정작 세계의 침구학계를 주도하는 나라는 미국입니다. 미국은 언제든지 침구 대학을 설립할 수 있고, 또 침을 치료의 중요한 방법으로 인정하여 일반 의학대학에서도 정규과정에 침술을 넣었습니다. 침이 치료 효과를 갖고 있다고 검증되었기 때문입니다. 그래서 미국의 의사들은 침을 놓기도 합니다. 그리고 이것은 세계 의학계의 대세입니다.

여기에 도전장을 낸 것이 중국입니다. 중국에서는 침구학을 자신들의 전통 의료로 자부하면서 세계의 한의학을 주도한다는

....

[24] 황종국, 의사가 못 고치는 환자는 어떻게 하나? 2, 우리문화, 2005, 117쪽 ; 정통침뜸교육원 교재위원회, 침뜸의학개론, 정통침뜸연구소, 2006, 37쪽.

야심 찬 계획을 추진중입니다. 그래서 새로운 침술이 나오면 그것을 가르치는 대학을 만들어서 전국의 병원에서 전문 의사를 모아 배우게 하고는 다시 각 지역으로 그들을 보내어 의사를 양성합니다. 그래서 순식간에 전국으로 시술방법이 퍼지는 아주 좋은 시스템을 갖추고 있습니다. 따라서 세계의 침구학계는 미국과 중국의 주도로 재편되고 있고, 여기에 일본이 가세하고 있는 그런 형국입니다.

한국의 침뜸은 중국과 일본에 결코 뒤지지 않습니다. 오히려 그들을 능가합니다. 그만큼 국내에는 세계에 내놓아도 뒤지지 않을 훌륭한 침구사들이 많습니다. 그러나 그들은 불합리한 제도로 인하여 현재 별을 몇 개씩 달았고, 앞으로도 계속해서 달아야 할 실정입니다. 이런 지경이니, 세계 침구계를 우리가 선도한다는 꿈은, 명왕성이나 해왕성에서 벌어지는 소식만큼이나 아득한 일이 돼버렸습니다. 별 달기를 두려워하지 않고 침을 놓는 것, 이것이 한국 침구학의 눈물겨운 현실입니다.

이런 이야기 더 해야 가슴만 아프니 이쯤에서 마치고자 합니다. 그러나 앞으로 인류의 삶과 의학체계를 확 바꿀 수 있는 방법이 우리 곁에 있는데, 우리는 그것을 하지 못하도록 법으로 막고 있음을 확인하는 것으로 우울한 이야기를 마칩니다.

4. 침에 대한 몇 가지 오해

① 위험하다?

위험하지 않습니다. 오히려 위험하다는 생각이 더 위험합니다. 침이 위험하다고 하는 것은 의료업자들이 퍼뜨린 음모입니다. 침에는 일정한 법칙이 있고, 여기서 말하는 경락을 따라서 침을 놓으면 위험할 턱이 없습니다. 그런데도 침이 위험하다고 하는 것은 그렇게 말하는 또 다른 의도가 있기 때문입니다.

대개 침은 위급상황에서 큰 위력을 발휘합니다. 예컨대 사람이 졸도했을 때 응급실로 실려 가면 죽습니다. 실려 가는 몇 분 사이에 심장과 폐가 작동을 멈추기 때문입니다. 그때 손발 끝을 따주면 살아납니다. 그런데 이미 죽어버려서 따도 소용없는 사람이 있습니다. 하지만 밑져야 본전이니 침을 아는 사람은 인정상 손발을 따지요. 하지만 죽은 사람은 따도 살아나지 않습니다. 이런 사람을 땄을 때 침 때문에 사람 죽었다고 망자의 가족들이 원망하는 것입니다. 송장 치우고 살인낸다는 것이 바로 이런 경우를 말하는 것입니다. 눈이 뒤집힌 나머지, 은혜를 원수로 갚는 것입니다. 그래서 침은 위험하다는 뜬소문이 사람들의 두려운 마음을 차지한 것입니다. 침은 절대로 위험하지 않습니다. 절대 절명의 상황에서 오직 침만이 사람을 살릴 수 있습니다.

침이 위험하다는 말에는 옛날의 분위기도 있습니다. 옛날에는 쇠를 다루는 기술이 부족했습니다. 바늘을 가늘게 만들면 부러지기가 쉽습니다. 그래서 침이 부러지는 경우가 종종 있곤 했습니다. 이걸 막으려고 굵게 만들었습니다. 그래서 통증도 더 심하고 실제로 깊이 찌르면 위험하기도 했습니다. 게다가 침놓는 사람이 정직하지 못한 돌팔이일 경우에는 말할 것도 없지요.

그러나 우리가 지금 사용하는 침은 실침입니다. 실침이란 아주 가느다란 호침(끝이 둥근 모양의 침)을 말합니다. 실침의 굵기는 0.25mm이고 길이는 5cm입니다. 0.25mm면 머리카락보다 더 가느다랗습니다. 끝이 둥글어서 침을 찌르면 살을 찢고 들어가는 것이 아니라 비집고 들어갑니다. 그래서 위험하지 않다는 것입니다. 예를 들어 이 실침이 간을 찔렀다고 칩시다. 그럴 경우 물론 간에게 이롭지는 않겠지요. 그러나 0.25mm! 이 정도의 굵기가 간에 무슨 치명상을 입힌다고 보기는 어렵지 않겠습니까? 실제로 간을 찌른다고 해도 그 정도의 굵기 가지고는 생명에 지장을 줄 만큼 위험하지 않습니다. 게다가 여기서 가르치는 침은 찌르는 깊이라야 1cm 내외입니다.

우리가 쓰는 실침은 절대로 위험하지 않습니다. 위험하다면 대중화하기 어렵습니다. 수지침이 대중화된 것도 위험하지 않다는 그 믿음 때문입니다. 수지침처럼 실침 또한 그렇습니다.

② 기운을 깎아먹는다?

침은 기운을 깎아먹으므로 위험하다는 생각이 사람들 사이에 많이 남아있습니다. 그러나 틀린 지식입니다. 침은 온몸의 기를 고르게 펴는 작용을 합니다. 그 과정에서 한 곳에 몰려있던 기가 침이 들어가는 순간 침 주변으로 몰리는 효과가 생깁니다. 그래서 잠시 기가 쏠리면서 현기증 같은 것이 일어날 수 있습니다. 그러나 그것은 몸이 제 균형을 찾는 일입니다. 균형을 찾은 뒤에는 기가 고르게 펴집니다. 그래서 위험하지 않다는 것입니다. 몸 속에 있던 기를 고르게 펴는데 그 기운을 깎을 이유가 없지요. 침은 기운을 깎아먹는 것이 아니라 고르게 펴는 것입니다.

기가 고르게 펴진다는 것은, 일반인들보다 기 운동을 하는 분들에게 침을 놓았을 때 더욱 분명하게 드러납니다. 태극권이나 기공 같은 수련을 하는 분들에게 침을 꽂으면 각 경락을 따라서 기가 도는 것을 느낀다고 말합니다. 팔, 허리, 다리를 따라서 기가 뻗어가는 것을 느낀다고 침을 맞은 사람 스스로 말하는 것을 볼 수 있습니다. 기를 깎아먹는다면 이렇게 움직이는 것을 느끼기는 어려울 것입니다.

때로 침을 맞은 뒤에 몸이 노곤해지는 경우가 있습니다. 이것은 막혀 있던 몸의 곳곳이 침으로 인하여 뚫리면서 갑자기 오장육부의 활동이 왕성해졌기 때문입니다. 오히려 바람직한 일입니다.

③ 오래 배워야 한다?

물론 오래 배울수록 좋습니다. 그러나 그렇게 오래 배우지 않아도 크게 활용할 수 있습니다. 심지어 중2학년인 저의 딸도 침을 놓습니다. 제가 직장에 나가 있는 동안에 어머니가 급체를 당했는데, 중학교 2학년인 우리 딸이 옆에 있다가 전화를 했습니다. 전화로 어디어디를 놓으라고 지시했고, 딸아이는 그렇게 했습니다. 30분만에 위급한 돌발 상황이 종료되었습니다. 7순 노인의 급체는 사망에 이를 수 있는 위험한 병입니다. 침놓는 것을 옆에서 몇 번 구경한 손녀가 그것을 고친 것입니다.

이렇게 주변의 가족이나 이웃에게 쉽게 활용할 수 있는 것이 침입니다. 오래 배울수록 좋지만, 단 하루만 배워도 아주 유용하게 써먹을 수 있는 것이 침입니다.

④ 효과가 별로다?

침은 한 방이라는 말이 있습니다. 그만큼 효과가 빠르다는 뜻입니다. 그런데 효과가 별로 없다는 말을 하는 사람들이 있습니다. 만성병을 앓던 사람이 이따금 그런 소리를 합니다. 만성병은 말 그대로 오랜 세월에 걸쳐 악화된 병입니다. 그리고 대부분 타고난 기운을 소진시키면서 진행된 병입니다. 그런 병이 한 방에 통하겠습니까? 한 방으로는 안 낫는 것이 당연하지요. 만성병은 그만큼 오래 치료해야 합니다. 욕심이 과한 사람에게는 아무리 빨리 치료해도 빠르다는 생각이 들지 않는 법입니다. 침처럼 빨리 효과를 나타내는 방법은 없습니다.

침이 한 방이라는 것은, 환자의 몸에 힘이 남아있을 때의 일입니다. 이미 기운이 다 소진되어 음 기운까지 고갈된 환자는 편작과 화타가 살아와도 한 방으로는 어렵습니다. 양명 기운이 남아서 통증을 극심하게 느끼는 환자는 한 방에 고칠 수 있습니다. 한 방이란, 이런 경우를 말합니다.

⑤ 완치가 안 된다?

사람이 병을 고치지 못하는 이유는 방법이 없어서가 아니라 게을러서입니다. 병은 원기가 있어야 낫습니다. 그러나 침은 원기까지 돌려주지는 못합니다. 원기가 몸에 제대로 작용하도록 조절하는 것이지요. 그러나 병은 원기가 좋아야만 완치가 됩니다. 몸의 원기를 살리는 방법은 뜸을 뜨는 것입니다. 그래서 침을 놓는 분들은 반드시 뜸을 뜨라고 알려줍니다. 그러나 이 말을 잘 듣고 실천하는 사람은 정말 열에 하나 정도뿐입니다. 매일 같이 뜸뜨는 일이 아주 귀찮거든요. 그러고서는 낫지 않는다고 투덜거립니다. 완치가 안 되는 것은 침 탓이 아니라 믿음이 부족한 탓입니다. 믿음이 부족한 사람은 언제나 남을 탓합니다. 그것도 자신의 병을 고쳐준 사람을 원망합니다. 그러다가 마침내 그 병으로 죽어갑니다. 자업자득이라고까지 말할 수는 없겠지만, 안타까운 마음은 어쩔 도리가 없습니다.

⑥ 부작용이 있다?

없습니다. 있다면 딱 하나 멍입니다. 어쩌다 혈관을 건드리면 그것이 피부 안에서 퍼져 잠시 멍이 듭니다. 하지만 그 멍도 며칠이면 없어집니다.

때로 부작용이 있다고 말하는 분들이 있습니다. 하지만 그건 부작용이 아니고 명현반응이라고 보면 됩니다. 명현이란, 몸이 본래의 상태를 되찾기 위해 잠시 나타내는 역반응입니다. 예컨대, 침뜸을 하다 보면 어떤 시기에는 가려움증이나 붓기 같은 증상이 나타납니다. 이것은 그 동안 막혀있던 경락이 뚫리면서 기혈의 흐름이 시작되었기 때문입니다. 계속 침뜸을 하면 사라집니다. 또 옛날에 아팠던 곳이 다시 아파집니다. 그러면 침 놔준 사람을 돌팔이라고 욕하고 떠나는데, 이런 증상은 몸이 본래의 자기 자리로 찾아가는 과정에서 나타나는 바람직한 현상이지 부작용이 아닙니다. 부작용은 침에서 생기는 것이 아니라, 의사를 못 믿는 마음에서 오는 것입니다.

5. 이 글을 쓰는 사연

2008년 1월 한 달 동안 충북 증평 기원사 강원에서 침뜸 강의가 열렸습니다. 강의를 해주신 분들은 오로지 침을 대중화시키겠다는 일념으로 주말 시간을 내어 전국으로 돌아다니는 분들입니다. 이때도 밤늦게까지 열띤 강의를 해주었습니다.

어느 분야든 돈 받고 가르쳐주는 지식은 금방 바닥을 드러내는 법입니다. 목표가 돈에 있기 때문입니다. 그러나 목표가 돈이 아니라 그 분야에 대한 사랑이면 사정은 다릅니다. 돈을 노리고 학문을 하는 것과 오로지 사랑으로 학문을 하는 것이 다르듯이 말이죠. 이분들은 침을 사랑하는 사람들이었습니다. 그래서 자신들이 어렵게, 그리고 비싸게 배웠을 소중한 지식들을 그냥 마구 퍼주었습니다.

한의사들이 침술의 비방을 배우려한다면 중국으로 가서 처방 한 가지에 몇 백만 원을 주고 배워옵니다. 이런 지식을, 그것을 다 받아들이지도 못할 입문과정인 우리에게 마구 퍼주었습니다. 그런 것을 '침사랑' 이라는 말 이외에 무엇으로 표현하겠습니까? 그래서 침 강의를 듣는 한 달 내내 행복했습니다. 나이 마흔이 넘어 무엇을 배운다는 것도 쉬운 일이 아니지만, 쉽지 않은 그 일을 하면서 행복을 느낀다는 것은 더더욱 어려운 일인데, 2008년 1월은 그런 겹경사가 찾아온 달이었습니다.

따라서 이 책은 우리에게 너무나 어렵게만 느껴지는 동양의학, 특히 침뜸을 누구나 이해할 수 있도록 소개하려고 하는 것입니다. 따라서 수준을 입문자에게 맞추었으며, 치료의 완성보다는 동양의학, 특히 침뜸에 사용되는 여러 가지 개념을 이해하기 쉽도록 하였습니다.

6. 병이 있으면 고치는 방법도 있다

- 병이 있으면 그것을 고치는 방법도 반드시 있다.
- 몸은 본래의 균형을 회복하려는 관성이 있다.

자, 이 말을 듣는 순간 가슴 한 구석이 따스해지지 않나요? 저는 마음이 갑자기 편안해졌습니다.

지금까지 사람은 몸 때문에 전전긍긍하고 살았습니다. 건강한 편이 아닌 저 역시 마찬가지였습니다. 그것은 한 번 병이 난 몸은 낫더라도 원상태로 돌아갈 수는 없으며, 건강했던 몸은 세월과 함께 점점 병들어간다는 사실을 마치 무슨 확신인 양 받아온 의학상식 때문입니다. 이 의학상식은 주로 서양의학에 의해서 주입된 것입니다. 따라서 서양의학은 암 같은 불치병 위에 우뚝 서서 사람들에게 공갈 협박을 합니다. 당신은 언제든지 병 들 수 있으며, 한 번 병이 들면 당신의 인생은 끝장이라고.

그러나 동양의학은 다릅니다. 동양의학에서 말하는 병이란 몸의 균형이 깨진 것입니다. 몸의 균형이 허물어져서 어느 한쪽으로 기울었으면, 모든 방법을 동원해서 그 불균형을 바로잡아 주면 되는 것입니다. 병이 전이해간 과정을 잘 관찰해서 그 반대편으로 돌아가도록 균형을 잡아주면 낫는다는 것입니다. 따라서 못 고치는 병은 없습니다. 실제로 침뜸으로 암을 고친 사례를 우리는 무수히 알고 있습니다. 이 얼마나 행복한 일입니까? 그리고 그런 균형을 잡을 수 있는 아주 간편한 방법으로 침을 배웠고, 직접 그 효과를 확인한 것입니다.

사람의 몸에 병이 생겼으면, 반드시 그것을 고치는 방법도 있다!

원리는 아주 간단합니다. 병이 들었으니, 병이 깊어진 과정을 반대로 밟아 가면 본래의 상태로 돌아가는 것입니다. 그 과정에서 가장 강력한 힘을 발휘하는 것이 침이고 경락입니다. 아픈 이들에게 이보다 더 큰 희망의 메시지가 있을까요?

인간은 소우주입니다. 인간이 소우주라는 것은, 그 자체로 완벽하다는 뜻입니다. 완벽하다는 것은, 바깥의 변화에 시시각각 호응하여 몸을 지키려는 관성을 제 안에 갖고 있다는 것입니다. 이것을 '정체관념'이라고 합니다. 정체성이라고 할 때의 그 '정체'입니다. 어느 한쪽에 어떤 움직임이 유발되었을 때 그 움직임에 몸 전체가 반응하며 대응한다는 것입니다. 따라서 외부의 충격으로 생긴 변화를 스스로 소화하여 자기 중심을 잡으려는 본능이 인간의 몸 안에 있다는 것입니다.

따라서 우리가 병이라고 하는 것도 결국은 그런 균형을 회복하려는 소우주의 자기방어 시스템인 셈입니다. 따라서 침을 통해서 그런 자동방어 시스템의 기능을 도와주고 추어주면 인체는 놀라울 만큼 빠른 회복세를 보이게 됩니다.

사람은 누구나 종말을 두려워합니다. 나이가 들어서 추한 모습으로 병들면 어쩌나 하는 그런 두려움 말이죠. 그런데 저는 침을 배우면서 그런 두려움조차 내려놓을 수 있게 되었습니다.

병이 들면 그 병을 다스리는, 그래서 인체 본래의 균형 시스템을 도와주는 재미있는 실험을 하면 된다는, 뜻하지 않은 마음의 여유가 생겼습니다.

어차피 이 삶에 큰 집착을 한 것은 아니었지만, 똥 싸고 뭉개는 말년의 추태만은 없어야겠다는 막연한 바람 같은 것이 있었는데, 그런 두려움이 갑자기 사라졌습니다. 이것은 침이 저에게 준 또 다른 축복이라고 생각합니다.

7. 이 책의 짜임

이 책은 눈높이를 입문자 수준으로 맞춥니다. 그런데 침을 강의하다보면 때로 수준높은 내용도 나옵니다. 그리고 실제로 침을 놔 가면서 강의를 하기 때문에 치료 장면을 직접 보기도 합니다. 이런 것들을 소개하자니 입문자 수준과는 상관없이 설명하지 않을 수 없습니다. 그래서 아래와 같이 〈보기〉를 정합니다. 본문을 설명하는 가운데 다음과 같은 내용이 삽입될 것입니다.

임상 이론과 관련하여 실제 치료 경험을 소개하는 것.

이삭 본 내용을 설명하다가 참고로 나온 이야기. 경험이나 비방 같은 것.

사다리 입문과정에서 이해하기 어려운 심화과정의 방법이나 이론. 강의 도중에 나오거나 치료에 사용된 방법. 따라서 입문자는 읽지 않아도 되는 내용.

1
동양의학의
기초 상식

침뜸을 배우려면 먼저 음양오행을 알아야 합니다. 그런데 여기서는 침을 주로 배우기 때문에 음양오행도 중요하지만 그보다 경락이 더 중요합니다. 그래서 음양오행을 간단히 알아본 다음에 경락의 전체 짜임새를 훑어보고, 동양의학 전반의 진단과 치료로 넘어가겠습니다. 한의학 전체의 내용을 배울 때와 내용의 순서가 조금 다르다는 것을 미리 말씀드립니다.

1. 음양오행이란?

동양사회를 뒷받침하는 가장 중요한 개념과 철학이 음양오행입니다. 이 점은 의학에서도 마찬가지입니다. 음양오행이란 어떤 사물이나 지식이 아니라, 세상을 바라보는 방법론을 말합니다. 일종의 세계관이라고 할 수 있습니다. 그래서 동양의학을 하려면 먼저 그것을 뒷받침하고 있는 세계관을 먼저 배워야 하고 그것을 익혀야 합니다. 과학을 하려면 수학을 해야 하는 것과 같습니다. 그래야만 온전히 의학을 소화하고 그것을 실생활에 적용할 수 있습니다.

① 음 양

음양은, 세상을 두 갈래로 갈라서 서로 어떤 연관이 있는지를 살피는 것입니다. 예를 들면 밤이 있고 낮이 있는 것과 같은 것입니다. 밤과 낮은 서로 다른 것 같지만, 둘 다 지구가 자전하면서 생기는 양쪽 면이라는 점에서는 같습니다. 고정된 것이 아니고 전체의 움직임에 의해서 부분의 특징으로 나타난 것입니다. 언제나 밤인 곳은 없습니다. 밤인 곳은 시간이 흐름에 따라 낮이 됩니다.

이와 같이 세상의 원리를 두 가지로 갈라서 살펴보자는 것이 음양입니다. 남자와 여자, 골짜기와 멧부리, 음달과 양달, 안과 밖, 앞과 뒤, 위와 아래, 더위와 추위, 이런 식입니다. 이것의 뿌리는 주역입니다. 주역은 본디 점책이었는데, 음양의 이치로 이루어졌습니다.[1] 동양 사회에 영향을 미친 이론 치고 여기에 뿌리박지 않은 것이 없습니다.

 이삭 처음으로 이삭을 준비했습니다. 이곳의 내용은 참고로 하면 됩니다. 굳이 읽지 않아도 되지만, 읽어두면 도움이 되는 곳입니다. 음양은 우선 위치나 모양에서 유추하기가 쉽습니다. 물론 음양의 관계란 상대성입니다. 위는 양이고 아래는 음이며,

---

[1] 성리학 개론 상, 74쪽

둥근 것은 양이고 모난 것은 음이라는 식입니다. 주변 사물들의 특징을 요약해서 응용하는 것입니다. 예컨대, 머리가 양이라면 몸은 음이겠죠. 머리는 둥글기도 하고 위에 있으며, 몸은 네모지기도 하고 아래에 있습니다. 둥근 것은 양이고 모난 것은 음입니다. 양은 남성성이고 음은 여성성입니다. 움직이는 동물은 양이고, 움직이지 못하는 식물은 음이 되겠지요?

이 시각으로 동물을 한 번 살펴볼까요? 양의 특징을 가장 잘 지닌 동물은 무엇일까요? 당연히 음인 몸통보다 양인 머리가 더 커야겠죠. 백수의 왕이라고 하는 사자죠. 행동 역시 의젓하죠. 음의 특징을 잘 지닌 동물은? 사자와 반대로 머리는 작고 몸통은 커야겠죠. 돼지가 그렇습니다. 돼지는 번식률이 아주 높습니다. 이것 역시 음의 특징이죠. 그런데 돼지보다 더 왕성하게 번식하는 것이 쥐입니다. 그래서 다산의 상징입니다.

재미있는 것은 동양에서 쥐는 12지지의 첫 번째 동물이라는 것입니다. 자(子)에 해당하죠. 시간으로 치면 밤 11시에서 새벽 1시입니다. 12지지의 동물들을 음양으로 나눈 기준은 발가락입니다. 동물은 발을 땅에 딛고 살기 때문입니다. 발가락이 홀수인 것은 양, 짝수인 것은 음이죠. 짝수와 홀수의 음양 구별은 주역에서 온 것입니다. 그런데 자시는 하루가 바뀌는 시간입니다. 날짜가 바뀐다는 것은 음양이 바뀐다는 것입니다. 그래서 이런 특징을 지닌 쥐를 이 시간에 배당한 것입니다. 즉 쥐는 발가락이 앞쪽이 네 개 뒤쪽이 다섯이라네요.❷ 양이면서도 음의 특징을

❷ 박주현, 왕초보 사주학, 동학사, 1997, 144쪽 ; 김상연, 명 2, 갑을당, 1996, 205쪽.

동시에 지닌다는 것입니다.

임상 우리 어머니는 꼬부랑 할머니입니다. 허리가 앞으로 굽었습니다. 반면에 우리 장모님은 뒤로 젖혀졌습니다. 앞은 음이고 뒤는 양입니다. 그러니 어머니는 음 기운이 부족한 것이고 장모님은 양 기운이 부족한 것이겠죠. 음 기운이 부족하면 앞쪽의 임맥을 중심으로 다스리고, 양 기운이 부족하면 뒤쪽의 독맥을 중심으로 다스리면 될 듯합니다.

몸의 한 복판을 따라 도는 경락이 있습니다(뒤에서 다시 배울 것입니다). 등뒤의 경락은 독맥이고, 앞의 경락은 임맥이라고 합니다. 독맥은 꼬리뼈 밑의 장강에서 시작되어 윗입술에 와서 끝나고, 임맥은 생식기 밑의 회음에서 시작되어 아랫입술에서 끝납니다. 위아래 입술은 음양이 만나는 지점이죠.

그러면 입술의 모양을 보고서 사람의 성품도 알아볼 수 있겠네요. 윗입술이 발달한 사람은 양의 특징을, 아랫입술이 발달한 사람은 음의 특징을 지닐 것입니다. 남자가 윗입술이 발달하면 활동성이 강한 사람이겠죠. 반대면 소심할 것입니다. 여자는 음이기 때문에 아랫입술이 도톰한 것이 좋겠지요. 그래서 여자의 예쁜 입술을 앵두같다고 표현한 것이겠군요. 반대로 윗입술이 두툼하다면 독맥이 발달한 것이니 자기주장이 강한 여자겠죠. 독은 '감독'의 그 독이고, 임은 맡길 임자입니다.

동물도 마찬가지입니다. 입의 위가 발달한 동물은 양의 성질이 강해서 난폭하고 육식성인 경우가 많고, 입의 아래가 발달한 동물은 음의 성질이어서 온순합니다.[3] 같은 조류라도 독수리는 윗부리가 갈고리처럼 구부러졌지만, 닭의 부리는 밋밋하죠. 같은 닭이라도 암탉보다는 수탉의 위쪽 부리가 더 날카롭게 구부러졌죠. 펠리컨의 아래턱은 아예 주머니 같습니다. 난폭할 리가 없겠지요. 같은 물고기라도 상어는 위턱이 발달했고, 연어는 아래턱이 발달했습니다.

몸이 뒤로 완전히 젖혀지는 것을 각궁반장이라고 하고, 앞으로 구부러진 것을 장궁노현이라고 합니다. 둘 다 심하게 구부러진 것인데, 모두 활의 모양에 빗댄 표현입니다. 이렇게 구부러진 방향에 따라 치료법도 다르겠죠. 부족한 부분은 채워주고 남는 부분은 덜어내는 것이 동양의학의 원리입니다.

② 오 행

오행은, 이 둘을 더 가른 것입니다. 예를 들면 동지와 하지를 음양으로 보면 될 것입니다. 그러나 이 둘의 중간에 밤낮의 길이가 똑같은 춘분과 추분이 있습니다. 이렇게 되면 모두 넷이 되지요. 넷으로 갈라놓고 보면 이 넷의 존재로 하여 저절로 중심이 하나 생깁니다. 중심은 주변까지 아우르게 됩니다. 이렇게 하여 다섯이 됩니다. 오행이란 이렇게 나눈 특징을, 목 · 화 · 토 · 금 · 수라는 다섯 요소로 정리하여 여러 가지 사물 현상에 적용시킨 것입니다. 여기서 나무니, 불이니, 흙이니, 쇠니, 물이니 하는 사물은 그런 특징을 대표하는 일종의 상징으로 보면 되겠습니다. 색깔의 청 · 황 · 적 · 백 · 흑, 소리의 궁 · 상 · 각 · 치 · 우

---

❸　김홍경, 동의에의 초대, 신농백초, 2005, 64쪽.

같은 것들이 모두 오행으로 분류한 것입니다.❹ 이 오행의 적용 원리는 뒤에서 다시 알아볼 것입니다.

사다리 음양론이든 오행론이든 모두 춘추전국시대에 한 이론으로 논리정연한 체계를 갖춥니다. 오행의 경우는 절대로 철기시대 이전으로 거슬러갈 수 없죠. 왜냐고요? 금 때문입니다. 금은 쇠인데, 인류가 쇠를 찾아서 생활의 유용한 도구로 쓰기 시작한 것은 철기시대입니다. 그러니까 철기시대에 와서야 비로소 이론으로 성립할 수 있었다는 얘깁니다.❺

그러나 여기에 너무 집착하여 철기시대 이전에는 이런 이론이 없었다고 보면 안 됩니다. 왜냐하면 개념을 가리키는 말이 그때 생겼다고 하여 그 이전에 그런 행위나 생각이 없었다고 결론내리는 것은 너무 어리석은 일이기 때문입니다. 그 전부터 음양과 오행이라는 행위는 여전히 있었다고 보아야 합니다. 그리고 그러한 인식은 농경과 함께 논리 정연한 이론으로 발전하게 됩니다. 왜냐하면 농사를 지으려면 씨앗을 뿌리고 거두는 1년간의 노하우가 있어야 하기 때문입니다. 음양오행은 농경과 함께 이론이 확립되었다고 보아야 합니다.

나중에 알게 되겠지만, 이것은 오행론이 하늘의 별자리인 천문을 관측한 결과로 발생한 것이기 때문입니다. 하늘에는 인류가 태어나기 전부터 질서정연한 움직임이 있었습니다.

....

❹　강진원, 알기 쉬운 역의 원리, 정신세계사, 2003, 67쪽
❺　정진명, 한국의 활쏘기, 학민사, 1999, 465쪽 ; 기세춘, 성리학 개론 상, 바이북스, 2007, 68쪽.

하늘에서 사람에게 가장 큰 영향을 주는 별은 당연히 해입니다. 그로 인하여 하루가 생기고 거기에 맞추어서 사람의 삶은 이루어집니다. 지구에 올라탄 사람의 운명은 거의 이것으로 결정된다고 봐도 틀림이 없습니다. 여기에 달이 또 영향을 미칩니다. 나아가 우리의 맨눈에는 잘 보이지 않지만 태양계의 여러 행성들이 지구에게 끊임없이 인력을 행사하며 영향을 미칩니다. 이런 별들을 목·화·토·금·수라는 다섯 개 별로 정리했습니다. 일·월과 목·화·토·금·수를 합하여 7요(耀)라고 합니다. 일주일의 이름인 〈일월화수목금토〉도 여기서 나온 것입니다. 이러한 별들의 움직임이 지구인 땅으로 옮겨오면서 오행이라는 개념을 형성한 것입니다.[6]

그러니 오행의 금이라는 쇠가 철기시대에 발견된 것이라고 해도 별자리를 관측하기 시작한 그때부터 오행의 개념은 존재했다고 보는 것입니다. 사람이 채집과 수렵의 시대를 지나고 유목의 시대를 거쳐서 농경으로 접어들었다면, 별자리 관측은 유목의 시대에 가장 절실했을 것입니다. 끝없는 벌판은 바다와 같아서 사람에게 방향을 알려주는 표준이 될 것이라고는 밤하늘의 별 뿐이었기 때문입니다. 자연히 별을 보고서 땅의 모든 변화를 판단했을 것이고, 그것이 오행론 발생의 근원이라고 보게 되는 것입니다.

---

[6] 전창선 어윤형, 음양오행으로 가는 길, 세기, 2008, 77쪽 ; 이순지, 천문류초(김수길, 윤상철 옮김), 대유학당, 2001.

③ 음양과 오행의 전제, 태극

한 가지 더! 둘로 가른 음양론이든 다섯으로 가른 오행론이든, 가만히 살펴보면, 갈라놓은 것들을 모두 아우르는 전체가 있다는 것을 알게 됩니다. 즉 인체를 음양오행론에 따라 오장육부로 나누지만, 그것은 사람의 몸이라는 전체를 나타내려는 것입니다.

밤과 낮이라는 것은 하루라는 전체를 나타내려는 것이고, 궁상각치우는 소리라는 전체를 나타내려는 것임을 잊으면 안 됩니다. 나중에 이런 이론 분석에만 매달리다 보면 종종 전체를 잊습니다.

그러나 부분을 나타내는 방법은 전체를 드러내기 위함임을 자각해야 합니다. 음양이니 오행이니 하는 부분을 나타내는 말들과 달리, 이들이 나타내는 전체를 태극이라고 합니다. 음양을 한 덩어리로 태극이라고 한다는 것이지요.[7] 바둑은 검정돌과 흰돌의 싸움이지만, 그 싸움은 바둑판 위에서 벌어지는 것과 같은 이치입니다. 바둑돌의 색깔이 음양이라면 바둑판은 태극인 셈입니다. 어렵다면 그냥 통과하지요.

2. 오장육부란?

동양의학의 밑그림은 음양오행인데, 이것은 신체에도 해당됩니다. 인체를 움직이는 가장 중요한 장기는 모두 오장육부라

---

[7] 주춘차이, 의역동원 역경(김남일 강태의 옮김), 청홍, 2003.

는 말로 표현합니다. 인체를 움직이는데 필요한 가장 중요한 기능을 이렇게 설명한 것입니다.

	목	화		토	금	수
음	간	심	심포	비	폐	신
양	담	소장	삼초	위	대장	방광

　음과 양으로 분류된 것들을 잘 살펴보시기 바랍니다. 음양으로 한 짝을 이루는 것이 모두 다섯 가지로 나뉘었습니다. 그러니까 간과 담은 음양을 이루면서 목이라는 성질을 나타낸다고 보는 것입니다. 그렇다면 음양은 서로 다르지만 그 기능이나 성질은 같다는 뜻이겠지요. 그럼 한 번 살펴볼까요?

　제일 먼저 수에 해당하는 신장과 방광은, 한 눈에 공통점을 알 수 있습니다. 물을 걸러내는 기능을 담당하죠. 신장이 걸러내는 기능을 한다면 방광은 그것을 담았다가 배출하는 기능을 한다는 점에서 쉽게 공통점을 알아볼 수 있습니다.

　폐와 대장은 어떤 점이 닮았을까요? 잘 보면 둘 다 흡수하고 배출하는 기능임을 알 수 있습니다. 폐는 공기를 받아들이는 것이고, 대장은 소장에서 넘어온 찌꺼기에서 수분을 흡수하지요. 그리고는 찌꺼기를 배출합니다.

　비장과 위장은 어떤 점이 닮았을까요? 위장은 일종의 공장이라고 할 수 있습니다. 밖에서 들어오는 음식물을 잘게 부수고 녹이고 반죽을 해서 몸이 받아들일 수 있도록 만드는 곳입니다. 비장은 위의 이러한 작업을 토대로 몸이 필요로 하는 에너지를 만드는 공장입니다. 이런 작용을 운화(運化)라고 합니다. 피도

이 과정에서 만들어지는 액체입니다.

심장과 소장은 어떤 점이 닮았을까요? 어째 별로 닮은 것이 없어 보입니다. 그러나 소장의 특징을 잘 살펴보면 닮은 점을 찾아낼 수 있습니다. 소장은 장기 중에서 가장 길다는 특징을 갖습니다. 보통 7-8미터니까 엄청나게 긴 것이죠. 이 긴 곳을 음식물이 통과하면서 각 부분에서 양분을 흡수하게 됩니다. 심장이 몸의 양분인 피를 온몸으로 보내는 것과 같은 점입니다. 그런 점에서 서로 닮았습니다.

간과 담은 어떤 점이 닮았을까요? 담은 쓸개즙을 담아놓았다가 소화액이 분비될 때 적정한 양을 흘려보냅니다. 간은 피가 필요한 곳에 공급되도록 조절합니다. 피는, 비장에서 만들고 심장에서 공급하며 간에서 그 양을 조절합니다.

동양의학에서 인체의 오행이란 이런 닮은 점을 토대로 분류한 것입니다. 그렇다면 닮기는 닮았지만, 또 다른 점도 있겠지요. 이 차이점을 음양으로 구별합니다.

음으로 구별된 간·심·비·폐·신은 모두 공통된 특징이 있습니다. 태어나서 죽을 때까지 한 번도 쉬지 않는다는 점입니다.[8] 그러나 양으로 구별된 담·소장·위·대장·방광은 일이 있을 때만 움직이고 일합니다. 밥이 들어와야만 위장이 움직이고, 소장으로 보내며 대장으로 가는 것입니다. 변화가 많은 장기죠. 그래서 극렬한 통증은 처음엔 양인 육부에서 일어납니다. 빨리 다스려달라는 몸의 주문이죠. 그래도 안 달래주면 이제 병은

---

[8] 정통침뜸교육원 교재위원회, 침뜸의학개론, 정통침뜸연구소, 2006, 59쪽.

오장으로 들어갑니다. 만성병이면서 동시에 대부분 불치병으로 가는 것이죠.

이런 기능상의 차이점 때문에 모양도 다릅니다. 음인 오장은 대부분 자루처럼 생겨서 내용물이 들어와 저장되는 방식인데 반해, 양인 육부는 대부분 대롱처럼 생겨서 한쪽으로 들어왔다가 다른 쪽으로 나가는 모양입니다.

그런데 오장육부를 말하면서 한 가지 장기를 빼놓고 설명하지 않았습니다. 바로 삼초입니다. 앞의 표를 잘 보면 실제로는 오장육부가 아니라 육장육부로 나눕니다. 그것은 삼초 때문에 그렇습니다. 삼초는 상초, 중초, 하초를 한꺼번에 가리키는 것인데, 특별한 장기라기보다는 인체에 흐르는 기를 주관하는 기능을 말합니다. 그런데 그 중에서도 특히 생식기능이 그런 기능과 많이 연관돼 있습니다. 여자는 자궁의 상태가 몸의 건강을 나타내는 척도가 됩니다. 남자의 경우는 생식능력이 건강상태와 직결되죠. 삼초에 이상이 생기면 바로 자식을 낳는 이 생식기능이 제일 먼저 변화를 나타냅니다.

심포는, 삼초 때문에 기능을 따로 분류한 것입니다. 다른 장부는 모두 실제의 장기가 존재하는데, 이 심포는 기능만 있지 실제로 존재하지 않습니다. 마치 그림자 같은 존재입니다. 그런데도 실제로 침을 놔보면 분명히 작용을 합니다. 그래서 해부학에서는 그것을 심장을 감싼 막이라고 말하기도 합니다. 하지만, 그것은 해부학에 억지로 맞추려고 하다 보니 그렇게 설명을 한 것이지, 실제로는 몸의 조절에 영향을 주는 기능을 놓고 이름을 붙인 것입니다. 그래서 경락의 역사에서도 심포경이 제일 늦게 나

타납니다.[9]

3. 경락과 혈

경락과 혈은 침구학에서 가장 중요하게 여기는 것입니다. 이것은 기를 전제로 합니다. 그런데 특별한 경우가 아니고는, 일상생활에서 기의 존재를 느끼기가 어렵습니다. 대개 아예 없는 것으로 간주하고 삽니다.

그러나 침을 놔보면 기의 존재를 무시할 수가 없습니다. 서양의학에서 밝혀낸 바에 따르면 몸에는 신경조직과 혈관 이외에 따로 온몸을 지배하는 기관이 없습니다. 이렇듯 기라는 것을 인정하지 않는 서양의학에서는 침이 일으키는 여러 가지 반응을 신경조직의 반응으로 이해하고 설명하려 합니다. 하지만, 침을 놔보면 신경조직만으로는 설명하기 어려운 현상을 어렵지 않게 확인할 수 있고, 무언가 신경이나 피의 흐름과는 다른 어떤 존재를 상정하지 않을 수 없습니다. 바로 이것을 옛사람들은 기라고 표현한 것입니다.

일상생활을 하는 사람이 기를 느끼기는 참 어렵지만, 무술이나 명상 수련을 하는 사람들은 기의 실체를 어렵지 않게 확인합니다. 실제로 문외한이라도 반응이 빠른 사람은 몇 분 안에 느낄 수 있습니다. 몸이 안 좋은 사람은 어느 정도 수련을 한 뒤에야 이것을 느낄 수 있습니다. 기의 움직임을 극대화시켜서 운동

....
[9] 최문범 외 2인, 실용동씨침법, 대성의학사, 2000, 6쪽.

하는 것이 기공입니다. 기공과 무술이 결합하여 태극권 같은 내가권의 무술이 성립합니다.[10]

　　이런저런 정황을 살펴보면 딱히 침이 아니라도 기를 이용한 분야가 우리 주변에는 뜻밖에 많음을 알 수 있습니다. 더구나 기로 치료를 하는 사람들도 있습니다. 손으로 필요한 곳(주로 경혈)에 자신의 기를 쏘는 것입니다.

　　기가 흘러 다니는 길을 경락이라고 합니다. 경은 큰 줄기를 뜻하고, 낙은 거기서 갈라져 나간 가느다란 가지를 뜻합니다. 그러니까 경락이란 기가 흘러 다니는 크고 작은 통로를 말하는 것입니다. 그런데 이 길은 마치 물이 흐르는 골짜기와 같아서 어떤 곳에는 웅덩이에 물이 고이듯이 기가 많이 모이는 곳이 있습니다. 바로 이런 자리를 혈이라고 합니다.

　　혈이란, 우리말로 구멍이라는 뜻입니다. 실제로 침을 놔보면 구멍이란 말을 실감합니다. 침을 찌르면 혈 자리는 마치 구멍이 열린 듯이 침을 쑥 받아들입니다. 반면, 혈 자리가 아닌 곳은 침을 잘 받아들이지 않을 뿐더러 따끔합니다.

　　기가 많이 모여 있다는 것은, 그곳의 반응이 크다는 것을 말합니다. 기는 원래 한 곳에 고이거나 뭉쳐 있지 않고 온몸에 골고루 퍼져 있어야 좋습니다. 그런데 이렇게 한 곳이 뭉쳐있다는 것은 기의 흐름이 원활하지 못하다는 뜻입니다. 흐름이 막히거나 불편한 혈 자리를 누르면 굉장한 통증이 느껴집니다. 심한 곳은 가느다란 침으로 찌르는 데도 마치 망치로 내려치는 것 같은

---

[10]　이찬, 태극권경, 하남출판사, 2003 ; 박종구, 밝은 빛 태극권, 정신세계사, 4334.

통증을 느끼기도 합니다.

따라서 침뜸이란 이런 혈 자리를 찾아서 기가 온몸에 골고루 잘 흘러 다니도록 처리하는 것을 말합니다. 그 수단이 바늘이고 뜸입니다.

경락은 오장육부에 딸려있습니다. 아니, 정확히 말하면 육장육부입니다. 심포와 삼초 때문이지요. 여기다가 기경팔맥이라는 것도 있는데,[11] 이 중에서 임맥과 독맥은 아주 많이 쓰는 경락입니다. 그래서 흔히 많이 쓰는 경락은 14개로 보면 됩니다. 폐경, 대장경, 위경, 비경, 심경, 소장경, 방광경, 신경, 심포경, 삼초경, 담경, 간경, 임맥, 독맥입니다.

경락이 오장육부에 딸렸다는 것은, 각 장부의 상태가 경락에 고스란히 드러난다는 뜻입니다. 즉 소장에 이상이 있으면 반드시 양손에 흐르는 소장경에 반응이 나타납니다. 그래서 그 경락을 따라서 혈 자리를 눌러보면 통증이 유난히 심한 곳이 나타납니다. 그곳에다가 침을 찌르면 소장이 치료됩니다. 아주 간단하지요?

이 원리만 알면 온몸의 경락을 따라서 주욱 눌러본 다음에 가장 아픈 반응을 보이는 혈 자리에다가 침을 찌르면 치료가 되는 것입니다. 번거롭지만, 가장 확실하고 분명한 방법입니다. 그리고 침술의 복잡한 관계를 전혀 이해하지 못해도 치료할 수 있는 방법입니다. 침술이 대중화될 수 있는 이유가 바로 이것입니

---

[11] 임맥, 독맥, 음유맥, 양유맥, 음교맥, 양교맥, 대맥, 충맥의 8가지. 이 중에서 임독맥을 빼면 나머지는 혈자리가 따로 있는 것이 아니라, 다른 경락의 혈을 타고 넘나든다. 이 때문에 혈을 소유한 임맥과 독맥을 정경에 포함시켜 12정경이 아니라 14정경이라고 하는 학설도 있다.

다. 침은 전문의사만이 아니라 누구나 놓을 수 있습니다. 온몸을 눌러서 아픈 곳을 찾아 찌르면 되는 것입니다. 이것이 한약과 가장 다른 점입니다.

한약은 약재의 쓰임과 효용을 정확히 판별할 능력이 있어야 하고, 그런 지식을 얻는 데는 많은 시간이 걸립니다. 하지만 병은 시시각각 우리 몸에 나타납니다. 약제의 원리를 배우고 한약을 만들어서 먹어줄 때까지 병은 우리에게 시간을 주지 않습니다. 이렇게 언제나 찾아오는 병을 가장 손쉽게 스스로 고칠 수 있는 방법이 침이고 뜸입니다. 이곳에서는 누구나 놓을 수 있는 그 방법을 소개하려는 것입니다.

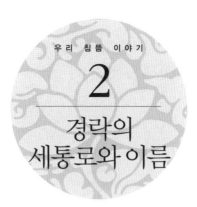

우 리 침 뜸 이 야 기

2

경락의
세통로와 이름

이제부터 정말 침구학 냄새가 진하게 풍기는 곳으로 들어갑니다. 이른바 경혈학입니다.

아마도 동양의학에 대해서 누구나 조금씩은 관심을 가져봤음직한데, 사람의 몸에 점을 막 찍어놓은 경혈도라는 것을 보았을 것입니다. 그리고 침구경락이라는 책을 보면서 무슨 경이니, 소음이니, 태음이니 하는 말들이 수두룩하게 나오면 고개를 갸우뚱거리거나, 혹은 좀 더 호기심이 강한 분은 그 낱말들이 어떤 방식으로 붙여졌을까 하는 것을, 그 말들을 통해서 추론해 보려고 머리를 굴리기도 했을 것입니다. 저는 그렇게 굴리다가 이런 것들 사이를 관류하는 어떤 특별한 원칙을 찾아낼 수가 없어 포기했습니다.

그런데 이번 한 번의 강의를 통하여 그런 의문이 말끔히 사라지고, 그런 이름들 뒤에 서린 놀라울 만큼 정연한 밑그림을 알게 되었습니다. 그래서 어찌 보면 가장 어려운 부분이기도 한데, 이해하고 나면 동양의학의 체계를 손바닥처럼 훤히 들여다 볼 수 있는 그런 시간이 될 것입니다. 그리고 침은 경락을 따라 놓기 때문에 가장 먼저 이해해야 할 부분이기도 합니다. 이곳이 침에 흥미를 느끼느냐 마느냐를 결정합니다. 어렵더라도 꼼꼼 히 읽어보시기 바랍니다.

1. 골도법

먼저, 한의학에서 사용하는 기준 자인 골도법을 소개하겠습 니다. 현재 우리나라의 전통 자는 1척을 30.3cm로 합니다. 고종 의 광무 개혁 때 일본의 도량형을 받아들인 결과입니다.[1] 따라 서 1촌은 이것의 1/10인 3.03cm가 됩니다.

그런데 한의학에서 사용하는 몇 촌이란 이 자를 말하는 것 이 아닙니다. 만약에 이 길이를 댈 것 같으면 아이와 어른의 몸길 이가 달라서 큰 문제가 생깁니다. 어른들도 사람에 따라 길이가 다 다릅니다. 이 자를 쓸 수 없다는 결론이 나옵니다.

그래서 생각해낸 것이 골도법입니다. 골도(骨度)란, '뼈 자' 라는 말입니다. 길이를 잴 때 그 사람 뼈의 길이를 기준으로 셈 하는 것입니다. 그래서 각 몸마다 해당하는 길이를 미리 정했 습니다. 팔목부터 팔굽까지는 12촌, 정강이뼈는 13촌, 양 젖꼭 지 사이는 8촌… 하는 식입니다. 그 길이를 그림으로 나타내면 다음과 같습니다.

....
[1]   정진명, 한국의 활쏘기, 학민사, 1999, 32쪽.

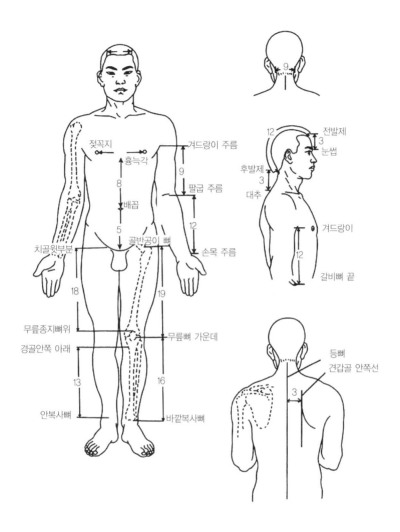

2. 경락의 세 통로

오장육부들을 좀 다른 모양으로 배치해보겠습니다.

폐 – 대 (3-7시)

비 – 위 (7-11시)

심 – 소 (11-15시)

신 – 방 (15-19시)

포 – 초 (19-23시)

간 – 담 (23-3시)

포는 심포를, 초는 삼초를 말합니다. 외우기 위해서 간편하게 한 글자로 줄인 것입니다. 이것을 시간의 흐름 순으로 따라가 보시기 바랍니다. 리을을 두 번 이은 모양이 됩니다.

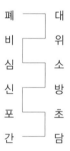

또한 이것을 하루의 시간에 따라 크게 세 부분으로 나눌 수 있습니다. 오전, 오후, 밤이 그것이죠.

오전 : 폐-대-위-비

오후 : 심-소-방-신

밤 : 포-초-담-간

경락은 이것과 아주 밀접한 연관이 있습니다. 〈폐-대-위-비〉의 경락은 주로 우리 몸의 앞면에 있습니다. 〈심-소-방-신〉의 경락은 주로 우리 몸의 뒷면에 있습니다. 〈포-초-담-간〉의 경락은 주로 우리 몸의 옆면에 있습니다.

이 위치와 앞의 시간을 연결시키면 어떻게 될까요? 이렇게 됩니다. 오전에는 경락의 흐름이 주로 몸의 앞면에서 이루어지고, 오후에는 몸의 뒷면에서 이루어지며, 밤에는 몸의 양옆에서 이루어진다는 것입니다.[2] 아픈 부위도 오전에는 주로 몸의 앞면에 아픈 증상이 나타나고, 오후에는 등쪽에 나타나며, 밤에는 옆쪽에 통증이 나타납니다.

그러면 이것까지 덧붙여서 앞부분의 내용을 다시 정리하면 이렇게 되겠습니다.

오전 : 폐-대-위-비 : 몸 앞쪽

오후 : 심-소-방-신 : 몸 뒤쪽

밤　: 포-초-담-간 : 몸 옆쪽

이 놀라운 일치와, 그것을 놓치지 않은 섬세한 관찰력을 감탄할 줄 알아야 이 공부가 재미있습니다. 그러나 놀라움은 여기서 그치지 않습니다. 지금까지 설명한 것을 보고 놀란 분들은 이제 까무러칠 것입니다. 자, 보겠습니다.

사람한테는 크게 세 가지 욕구가 있습니다. 첫째는, 식욕이

---

[2]　김홍경, 사암침법으로 푼 경락의 신비, 식물추장, 2001, 48쪽

라든가 수면이라든가 하는 생명유지의 기본욕구입니다. 둘째는, 사랑이라든가 관심이라든가 하는 욕구가 있는데, 이런 걸 감정이라고 하지요. 셋째는, 명예라든가 권력이라든가 하는 세상의 지배욕구가 있는데, 이런 것은 보통 지성이 담당합니다. 이 세 가지가 사람의 정신을 구성하는 뿌리입니다. 먹고사는 생존문제와 감정, 그리고 지성이죠. 서양의 바이오리듬에서 말한 신체, 감성, 지성 리듬이 그것이고, 이 세 가지가 인간의 기본 틀을 이룹니다.[3]

그런데 이 세 가지는 앞의 틀과 딱 맞아떨어집니다. 즉, 〈폐-대-위-비〉는 기본욕구를 담당하고, 〈심-소-방-신〉은 감정을 담당하며, 〈포-초-담-간〉은 지성을 담당합니다.

만약에 이런 감정을 시간과 연계시켜 생각하면 이렇게 되겠죠. 사람의 기본욕구에 대한 집착은 오전에 강하고, 감정은 주로 오후에 크게 움직이며, 명예 같은 것은 저녁에 작동한다는 것입니다. 더 풀면, 기본욕구에 대한 집착이 강한 사람은 오전에 많이 아프고, 애정이 결핍인 사람은 오후에 많이 아프며, 명예를 중시하는 사람은 스트레스가 밤에 나타난다는 뜻입니다.

이것을 다시 신체에 적용해 보겠습니다. 기본욕구에 강한 집착을 보이면 몸의 앞부분이 오전에 아프고, 관심과 애정이 부족하다고 느끼는 사람은 오후에 등쪽이 많이 아프며, 명예나 권세에 집착을 보이는 사람은 밤에 옆쪽이 아픕니다. 고위관리자일수록 편두통에 시달리는 것은 그런 증상의 전형입니다. 머리

[3] 김홍경, 활투 사암침법, 신농백초, 2001, 57–59쪽

의 양쪽이 아픈 것이 편두통이죠. 먹고사는 데 바쁜 사람은 가슴이 답답하거나 체하는 증상을 많이 겪고, 애정이 부족한 사람은 등이 서늘하다고 합니다. 누군가 감싸주길 기대하죠.

심장과 신장계통이 안 좋은 사람은 감정이 지배하기 때문에 화를 잘 내고 감정이 죽끓듯 합니다. 오후만 되면 등이 무겁고 관심을 받으려고 일부러 설쳐댑니다. 아이들의 경우 산만해보이고, 사고치기 십상이죠. 이런 사람은 심장과 소장, 신장과 방광의 혈 몇 군데 침놓고 뜸뜨면 대번에 달라집니다. 특히 크는 아이들에게 이런 현상이 많습니다. 사랑과 관심이 필요한 시기이기 때문입니다. 이런 식입니다.

그러면 이것까지 합쳐서 앞의 내용을 다시 정리하겠습니다. 이렇게 됩니다.

오전 : 폐-대-위-비 : 몸 앞쪽 : 기본욕구

오후 : 심-소-방-신 : 몸 뒤쪽 : 감정

밤 : 포-초-담-간 : 몸 옆쪽 : 지성

참, 앞면이니 뒷면이니 옆면이니 하고, 또 어떤 때는 음이다 양이다 하고 말하는데, 인체에서는 어떻게 그것을 구분하느냐가 또 중요합니다. 우리가 언뜻 생각하기에 앞이 양일 것 같은데, 양은 등이고 배는 음입니다. 이것은 기준을 분명히 이해해야합니다.

사람은 지금은 서서 다니지만 원래는 엎드려 다니던 짐승이었습니다. 그 상태로 엎드려 봅니다. 그러면 볕에 그슬린 부분이 있고, 그렇지 못한 부분이 생깁니다. 이에 따라서 음과 양을 결정합니다. 햇빛을 받는 부분은 양, 못 받는 부분은 음이지요. 그러니까 등쪽이 양이 되고, 배쪽이 음이 되는 것입니다.

자, 등을 양, 배를 음이라고 하고서 차려 자세로 서 봅니다. 그러면 손은 어떻게 될까요? 엄지손가락이 앞으로 오고 새끼손가락이 뒤로 갑니다. 그렇게 되지요. 그러면 어디가 앞이고 어디가 뒤일까요? 당연히 엄지손가락이 앞이고 새끼손가락이 뒤입니다. 그러면 옆면은? 당연하지요. 팔등과 팔안이 옆입니다.

그런데 손을 잘 살펴보면 손바닥과 손등을 가르는 지점이 있습니다. 손바닥 쪽은 희끗한 색인데 반해 손등 쪽은 불그죽죽하지요. 이 두 면이 정확히 손가락의 옆에서 정확히 만납니다. 이것은 팔다리도 몸통도 마찬가지입니다. 몸의 앞부분과 뒷부분을 서로 다른 가죽이 옆에서 만나서 재봉을 한 것 같습니다. 피부가 가장 완벽한 옷이기는 하지만, 그 옷도 천이라 이렇게 재봉선을 옆에다가 주욱 드러냈습니다. 앞과 뒤가 만나는 이 경계선을 적백육제라고 합니다. 赤白肉際, '붉고 흰 살코기가 만나는 사이' 라는 말입니다. 여기서는 몸의 안팎을 가르는 금이라는 뜻으로 '등배금' 이라고 하겠습니다. 등과 배 사이에 난 금.

경락의 흐름을 말할 때 손에서 전면이란 엄지손가락 쪽(앞에서 보이는 곳)을, 후면이란 새끼손가락 쪽(뒤에서 보이는 곳)을, 측면(옆에서 보이는 곳과 맞은편)이란 손등과 손안 쪽을 말하는 것입니다. 오장육부 경락의 위치 때문에 이런 설명이 필요합니다.

그러면 이제 세 통로를 따라서 기가 흐르는 순서를 한 번 확인해보겠습니다. 이 부분을 제대로 이해하려면 침구경락 책을 펴놓고 보시기 바랍니다. 그렇지 않으면 뭔 소린지 잘 이해할 수 없습니다. 이제부터가 진짜 침뜸 공부가 되는 것입니다. 다시 확인하겠습니다.

전면부 : 폐-대-위-비
후면부 : 심-소-방-신
측면부 : 포-초-담-간

먼저, 신체의 전면부로 흐르는 경락의 순서를 보겠습니다. 몸의 앞쪽만을 생각하면 됩니다. 폐경락은 손이 몸통에 붙는 어깨 근처에 있습니다. 여기서 시작해서 손끝으로 내려갑니다. 손의 앞쪽(엄지가락이 앞이라고 했죠?)을 따라 내려갑니다. 손끝까지 가서 다시 대장 경락을 따릅니다.

대장경락은 손등의 앞쪽으로 올라갑니다. 앞쪽이란 말을 잘 받아들이십시오. 그리고 위장경락을 타고 얼굴로 올라갑니다. 얼굴에서 다시 몸의 가슴 배를 거쳐서 허벅지 앞쪽으로 갑니다. 그리고는 발끝까지 가서 비장경락으로 건너갑니다. 비장경락은 발의 앞쪽(전면부)의 안쪽을 따라서 올라옵니다. 가슴으로 가서 거기서 다시 심장경락으로 이어지지요. 이것이 전면부에서 일어나는 순서입니다.

전체 순서를 보면 가슴-손-머리-다리-가슴 순입니다. 이 순서는 뒤에 나오는 후면부와 측면부의 경락들에서 그대로 반복되어 이루어집니다.

그러면 이번에는 신체의 후면부를 보겠습니다. 역시 〈심-소-방-신〉이 〈가슴-손-머리-다리-가슴〉 순으로 돕니다. 먼저, 심장경락은 가슴에서 팔의 뒤쪽(잘 생각하세요. 새끼손가락 쪽입니다)을 타고 손끝으로 내려갑니다. 경락 책을 보면서 확인하십시오. 내려간 경락은, 손끝에서 소장 경락으로 이어져 손등의 뒤쪽(잘 생각하세요)을 타고 어깨로 올라가 머리까지 갑니다. 그리고는 방광경락을 타고 머리를 넘어 뒤통수로 내려가면서 등짝 전체를 뒤덮고, 발의 뒤쪽으로 발끝까지 내려갑니다. 그리고 발끝에서 신장경락으로 건너가 다리 뒤편의 안쪽을 타고

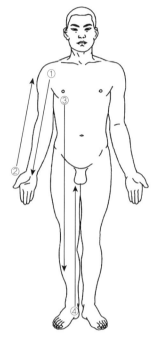

①폐 ②대 ③위 ④비
①심 ②소 ③방 ④신
①포 ②초 ③담 ④간

올라갑니다. 그래서 가슴에서 측면부를 시작하는 심포 경락으로 이어집니다.

이번에는 신체의 측면부로 가는 경락을 보겠습니다. 〈포-초-담-간〉이죠. 심포경락은 팔의 측면을 따라 손끝으로 갑니다. 여기서 팔의 측면이란, 옆구리에 닿는 부분의 정 중앙선을 말합니다. 손바닥의 중앙을 향해서 내려가죠. 그리고는 손끝에서 손등으로 올라가는 삼초경락으로 이어집니다. 어깨로 올라와서 다시 머리로 갑니다. 머리 옆쪽에서 간 경락을 따라서 옆구리를 타

고 다리로 내려갑니다. 다리 끝에서 안쪽 가운데를 따라가는 담경락으로 이어집니다. 그리고는 가슴에 와서 끝이 납니다.

정면부, 후면부, 측면부가 똑같은 양상으로 반복됩니다. 이 흐름을 살펴보면 마치 4/4박자를 지휘하는 지휘자의 손 모양과 거의 같습니다. 4/4박자 지휘를 세 번 하면 모든 경락을 따라 몸을 세 바퀴 돌게 됩니다.

그림에서 ①의 폐−심−심포는 수삼음이고 ②의 대장−소장−삼초는 수삼양이며, ③의 위−방광−담은 족삼양이고, ④의 비−신−간은 족삼음입니다. 이 4/4박자 동작은, 수삼음−수삼양-족삼양-족삼음의 순서를 따라 움직이는 공통점이 있습니다.(경락학 89쪽)

3. 경락 세 통로의 이름

지금까지는 인체의 세 방향에서 벌어지는 경락 현상에 대해 설명했습니다. 이제 경락의 이름에 대해서 알아보도록 하겠습니다. 이름은 그냥 붙은 것이 아니라 그 이름의 가치가 지닌 어떤 이유가 있습니다. 이름을 붙인 사람들의 생각을 모르면 엉뚱하고 이해하기 어려운 것이 되지요. 반면 이름을 그렇게 붙인 이유를 이해하고 나면 머릿속에서 한결 빨리, 그리고 분명하게 정리됩니다.

이름의 특징을 알려면, 이름을 붙인 사람들의 세계관을 알아야 합니다. 자신들이 사용하기 좋게 이름을 붙였기 때문입니다. 그러면 경락에 이름을 붙인 사람들은 어떤 사람들이며, 그들이 어떤 생각을 했느냐가 중요합니다. 그러려면 그들의 세계관을 알아야 합니다.

동양에서 인체를 바라보는 시각은, 뒤에 다시 설명할 것입니다만, 두 가지가 있습니다. 즉 오행론과 육기론입니다. 오행론은 천기를 기준으로 하고 육기론은 지기를 기준으로 합니다.(어려우면 그냥 통과!) 오행론이 원칙론에 가깝다면 육기론은, 응용론에 가깝습니다.

자, 어떤 것이 더 변화무쌍할까요? 당연히 육기론 쪽입니다. 오행론은 오행의 상생상극만 알면 됩니다. 그러나 육기론은 원래의 기운이 현실 속에 작용하는 것을 정리하였기에 훨씬 더 복잡하고 오묘합니다. 따라서 동일한 사태를 바라보는 시각도 아주 다릅니다. 오히려 서로 정반대되는 경우가 많습니다.

이를 이해하려면 먼저 음양관을 알아야 합니다. 동양의 음양관은 대체로 형태론과 기능론으로 나눠 볼 수 있습니다. 형태론이란, 구조를 중시하는 관점입니다. 오장육부처럼 일정한 구조가 있고, 그것을 중시하여 병을 파악하는 방법입니다. 앞서 말한 오행론이 대체로 이에 해당합니다.

기능론은 작용을 중시하는 관점입니다. 실제 생활에서는 구조와 달리 엉뚱하게 나타나는 경우가 많습니다. 특히 생명을 유지하려는 역동성이 아주 강한 인체에서는 이런 특징이 잘 드러납니다. 그래서 인체에 나타나는 기능을 중심으로 병의 움직임을 파악하는 것입니다. 육기론이 이쪽에 해당합니다.

물론 사람의 병을 파악하는 데는 이론만 중요한 것이 아닙니다. 그래서 진단이나 처방을 내릴 때 이 두 가지를 모두 참고

해서 정확성을 기합니다.

수승화강이라는 말이 있습니다. 물은 오르고 불은 내린다는 뜻입니다. 이건 원칙으로 보면 맞지 않습니다. 물의 속성은 가라앉는 것이기 때문에 내리기 마련이죠. 불은 치솟는 것이기 때문에 오르기 마련입니다. 그런데 인체에서는 열기가 위로 가면 머리가 아픕니다. 열기는 밑으로 내려가야 합니다. 반대로 찬 기운은 아래로 내려가면 배가 차가워져서 만병의 원인이 됩니다. 신장의 찬 기운은 위로 올라가고, 심장의 뜨거운 기운은 밑으로 내려가서, 이마는 서늘하고 배는 따뜻해야 건강한 몸입니다. 실제로 아이들을 짚어보면 이렇습니다. 이것은 우리가 흔히 말하는 열과 냉기의 특징과는 반대되는 일입니다.

원칙과 실제는 이렇게 가끔 반대로 나타나기도 합니다. 치료는 원칙만이 아니라 인체에 나타나는 실상까지 중시해야 합니다. 이것이 육기론의 배경입니다. 원칙론과 응용론이라고나 할까요? 아니면 옛날 용어대로 체(體)와 용(用)의 관계라고 해도 되겠습니다.

그러면 육기론에서 말하는 음양의 특징에 대해서 간단히 알아보겠습니다.

음은 차가운 물을 연상하면 됩니다. 자꾸 아래로 가라앉는 특징이 있습니다. 그래서 큰 음부터 시작해서 가라앉으면서 마침내는 아예 제로(0)까지 도달합니다. 그래서 가장 큰 음을 '태음'이라고 하고, 중간 음을 '소음'이라고 하고, 제로(0)까지 도달한 음을 '궐음'이라고 합니다. 〈궐〉은 비었다(盡)는 뜻입니다.[4]

[4] 경락학, 44쪽.

음이 완전히 바닥난 상태입니다. 독에 구멍이 뚫려서 물이 다 빠져나간 모양입니다.

양은 타오르는 불을 연상하면 쉽습니다. 폭죽놀이의 불꽃처럼 위로 올라가서 흩어지는 경향이 있습니다. 작은 양부터 시작해서 하늘로 올라가서 환히 빛나면서 흩어지는 성향을 지닙니다. 그래서 가장 작은 양을 '소양' 이라고 하고, 중간 양을 '태양' 이라고 하며, 다 올라가서 빛을 뿜으며 흩어지는 것을 '양명' 이라고 합니다. 양명은 말 그대로 〈빛이 밝다〉는 뜻입니다. 이 음과 양의 짝을 이름으로 정리하면 이렇게 될 것입니다.

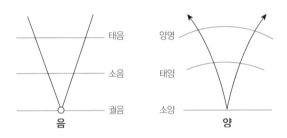

자, 이렇게 해서 음양 2개가 상태와 성질에 따라서 모두 6으로 갈라졌습니다. 육기론으로 발전한 것이지요. 그러면 이 세 짝은 인체와 무슨 관련을 맺고 있을까요?

앞서 보았듯이 몸은 모두 세 방향을 나눌 수 있습니다. 앞, 뒤, 옆이 그것입니다. 경락도 이 세 방향으로 흐른다고 했습니다. 경락이 모두 12개니까 세 방향으로 각기 4개씩 흐른다고 설명했지요. 몸도 세 방향으로 나눌 수 있는데, 이 육기도 세 짝으로 나눌 수 있습니다. 무언가 일치한다는 느낌이 팍 오지요? 이

두 가지가 정확히 대응합니다. 즉, '태음-양명' 짝은 몸의 앞과 대응하고, '소음-태양' 짝은 몸의 뒤와 대응하며, '궐음-소양' 짝은 몸의 옆과 대응합니다. 정리하면 이렇겠지요?

태음 – 앞 – 양명
소음 – 뒤 – 태양
궐음 – 옆 – 소양

그런데 인체의 앞, 뒤, 옆에는 각기 네 경락이 흐른다고 했습니다. 그것 역시 시간에 따른 경락의 유주에서 배운 바입니다. 다시 확인하면 오전에 〈폐-대-위-비〉, 오후에 〈심-소-방-신〉, 밤에 〈포-초-담-간〉이라고 했지요. 그러니까 이 경락들이 위의 표에 그대로 대응합니다. 정리하면 이렇습니다.

태음 – 앞(폐–대–위–비) – 양명
소음 – 뒤(심–소–방–신) – 태양
궐음 – 옆(포–초–담–간) – 소양

이번에는 육기와 오장육부의 관계를 살펴보겠습니다. 위의 표를 보면 육기의 각 짝에는 4가지 장기가 대응합니다. 육기의 각 짝이 둘이니까, 4가지 장기는 절반씩 대응할 것입니다.

그런데 이것은 음양론을 조금만 알고 있는 사람이면 금세 알 수 있습니다. 각 짝에 해당하는 장기를 음양으로 나누면 됩니다. 장부에서 장을 음이라고 하고, 부를 양이라고 합니다. 이렇게 정리되지요.

음	간	심	심포	비	폐	신
양	담	소장	삼초	위	대장	방광

'태음-양명' 짝의 경우, 해당 장기 중에서 폐와 비는 음이고, 대장과 위장은 양인 것입니다. 그러니까 태음에 해당하는 장기는 폐와 비장이고 양명에 해당하는 장기는 대장과 위장입니다. 이와 같은 방식으로 소음은 심과 신, 태양은 소장과 방광입니다. 궐음은 심포와 간, 소양은 삼초와 담입니다. 이렇게 정리되겠지요.

태음	폐 – 대 비 – 위	양명
소음	심 – 소 신 – 방	태양
궐음	포 – 초 간 – 담	소양

그런데 태음에 해당하는 장기는 폐와 비장 둘이고, 다른 것도 마찬가지입니다. 이것이 각기 둘씩 짝을 지어 배당된 것은 다 이유가 있습니다. 그것은 사람에게 손과 발이 있기 때문입니다. 그러니까 태음은 손과 발에 하나씩 있고, 그래서 두 개인 것입니다. 태음에 해당하는 폐경은 손으로 흘러가고, 태음에 해당하는 비장경은 발로 흘러간다는 말입니다. 나머지도 모두 마찬가지입

니다. 손발을 배치하면 이렇습니다.

몸의 앞쪽 : **태음**	(수)폐 – 대(수)	양명
	(족)비 – 위(족)	
몸의 뒤쪽 : **소음**	(수)심 – 소(수)	태양
	(족)신 – 방(족)	
몸의 옆쪽 : **궐음**	(수)포 – 초(수)	소양
	(족)간 – 담(족)	

　한 눈에 알아볼 수 있겠죠? 같은 양명 기운인데 대장은 손으로 흘러가고 위는 발로 흘러갑니다. 이런 식입니다.

　그러면 이제 이름을 붙일 수 있겠습니다. 폐는 태음이면서 손으로 흘러가니 수태음 폐경. 비장은 태음이면서 발로 흘러가니 족태음 비경. 대장은 양명이면서 손으로 흘러가니 수양명 대장경. 위는 양명이면서 발로 흘러가니 족양명 위경. 이런 식입니다. 한 번 모두 정리해 볼까요?

　수태음 폐경
　족태음 비경
　수양명 대장경
　족양명 위경
　수소음 심경
　족소음 신경
　수태양 소장경
　족태양 방광경
　수궐음 심포경

족궐음 간경

수소양 삼초경

족소양 담경

자, 어렵게만 느껴지던 침구경락 속의 복잡한 이름들이 이런 논리정연한 배경을 갖고 있다는 것을 이제 알았을 것입니다. 얼마나 놀랍습니까? 얼마나 신기합니까?

이것은 손발의 위치만을 나타냈지만, 사실 장기는 해당 시간도 있지 않습니까? 그러면 여기에다가 시간까지 한 번 나타내 볼까요?

몸앞 : 오전 **태음**	(수:인)폐 – 대(묘:수)	양명
	(족:사)비 – 위(진:족)	
몸뒤 : 오후 **소음**	(수:오)심 – 소(미:수)	태양
	(족:유)신 – 방(신:족)	
몸옆 : 밤 **궐음**	(수:술)포 – 초(해:수)	소양
	(족:축)간 – 담(자:족)	

아주 복잡해졌지만, 한 눈으로 육기론의 구조를 들여다볼 수 있을 것입니다. 아울러 육기의 특징을 간단히 정리하면 다음과 같습니다.[5]

뒤에서 다시 자세히 다룰 것입니다.

....

[5] 경락학, 43–47쪽.

태음습토 – 앞 – 양명조금

소음군화 – 뒤 – 태양한수

궐음풍목 – 옆 – 소양상화

　태음이 습토(濕土)라는 것은, 앞의 습은 축축하다는 뜻이고, 뒤의 토는 오행을 뜻합니다. 태음에 속하는 폐와 비장은 습한 특징을 지니고 있으면서 오행상으로는 토에 해당한다는 것이죠. 이것은 물론 기능론인 육기론으로 볼 때의 일입니다. 실제 폐는 오행에서 금에 해당합니다. 그러나 여기서는 그것이 몸에 병으로 나타날 때의 특징을 말하는 것입니다. 따라서 몸이 습해서 생기는 병은 태음인 폐와 비장을 다스려야 합니다. 예를 들어 몸이 뚱뚱한 것은 몸이 습해서 그런 것이죠. 이것은 폐경과 비경의 혈을 찾아서 찌르면 낫는다는 뜻입니다.

　양명은 건조한 특징이 있으면서 금에 해당한다는 것이 양명조금(燥金)의 뜻입니다. 피부가 건조한 것은 양명에 해당하는 장기인 대장과 위장의 병에서 온다는 얘기죠. 거기를 다스리면 됩니다.

　소음군화(君火)는 소음에 해당하는 것이 인체의 임금에 해당한다는 말입니다. 심장과 신장을 말합니다. 오행으로는 각기 화와 수에 해당하지요. 수승화강의 원리는 이 장기의 작용을 말하는 것입니다. 가장 중요한 작용을 한다는 뜻입니다. 그래서 임금 군자를 쓰는 겁니다. 불은 둘입니다. 소음과 소양.

　태양한수(寒水)는 태양이라는 말과는 달리 한랭한 속성을 뜻합니다. 오행상으로는 수에 해당하고요. 따라서 몸에 한기를 느낀다거나 동상이 자주 걸리는 것 같은 한랭한 병에는 태양인 소장과 방광을 다스려야 합니다.

궐음풍목(風木)이란 궐음에 해당하는 심포와 간의 특징이 바람과 같다는 것입니다. 바람은 일정한 거처가 없이 떠돌아다닙니다. 그래서 온몸을 돌아다니면서 통증이 발생하는 병은 이 궐음인 심포와 간을 다스리면 됩니다.

소양상화(相火)란, 소양에 해당하는 삼초와 담이 군화를 보조하는 것을 말합니다. 소음인 군화가 열이라면 상화는 빛에 해당합니다. 감정으로 보면 만족감과 불만족으로 응용되기도 하는데, 예를 들면 사랑할 때 나는 열은 군화이고, 화가 날 때 나는 열은 상화입니다.[6] 육기론에서는 변화무쌍한 궐음풍목과 짝을 이루어 항상성이란 특징을 나타냅니다.

이상을 한 눈에 알아볼 수 있게 정리한 도표가 다음입니다.[7]

태음 (습토)	수 족	인3 폐 사9 비	앞	대 묘5 위 진7	수 족	양명 (조금)
소음 (군화)	수 족	오11 심 유17 신	뒤	소 미13 방 신15	수 족	태양 (한수)
궐음 (풍목)	수 족	술19 포 축1 간	옆	초 해21 담 자23	수 족	소양 (상화)

...

[6] 사암침법으로 푼 경락의 신비, 38쪽.
[7] 편집부, 화타경혈총서, 성한출판(주), 1991, 19쪽.

여기까지 이해하면 이제 침에 관한 어떤 얘기도 알아들을 수 있게 됩니다. 반대로 이것을 이해하지 못하면 어떤 얘기를 해도 헷갈리고 어렵습니다. 그래서 반드시 기억해두어야 합니다. 위에서 설명한 순서대로 몇 번 읽어보면 어렵지 않게 외울 수 있습니다. 대신에 궐음이니, 소양이니 하는 용어들은 입과 귀에 모두 익숙하게 외워두어야 합니다.

이삭 여기서는 위의 중요한 개념을 이해한 뒤에 기억해야 할 몇 가지 간단한 주의사항에 대해 알아보겠습니다.

비장은 피를 생산하고, 간은 피를 저장하며, 심장은 피를 공급합니다. 비장은 여성의 병에 많이 발생하며 피를 생산하기 때문에 이 기능이 떨어지면 멍이 듭니다. 여자는 달거리를 하기 때문에 특히 이 장기에 민감합니다. 멍이 많이 드는 사람은 비장을 다스리면 됩니다. 또 간은 피를 저장하는데, 남성의 병과 관련이 깊습니다. 사회활동이 많은 존재가 남자이기 때문에 감정을 억누르는 경우가 많고, 그래서 화가 많이 쌓입니다. 이것이 심하면 얼굴이 늘 붉게 되는데, 기가 상승한 까닭이지요. 이런 사람은 우선 간을 다스려야 합니다.

삼초는, 기능은 존재하나 해당 장기는 없는 특이한 장기입니다. 서양의학에서는 호르몬 계통으로 이해합니다. 주로 면역 체계를 담당하죠. 삼초의 초는 한자로 불을 뜻합니다. 焦. 이것은 온기와 관련이 있습니다. 몸을 덥혀주는 기능을 합니다. 그래서 몸 전체를 워밍업시킵니다. 몸이 대체로 뻣뻣한 사람은 이 기능이 부실한 것입니다. 따라서 이런 사람은, 삼초경을 자극하면

부드러워집니다. 실제로 삼초 경락에 침을 찌르고서 허리를 구부려보면 현저한 차이를 확인할 수 있습니다.

화병은 삼초경을 다스리면 부드러워져서 굳었던 생각이 풀립니다. 너무 풀리면 해롱해롱하지요. 반대로 심포경은 기억력이 좋아집니다. 수험생들에게 좋은 경락이죠. 삼초경은 요즘 생활문화에 적합한 경락입니다. 그래서 침을 놓을 때 반드시 삼초경을 건드립니다.

삼초는 상초, 중초, 하초로 나누는데, 상초는 심폐로 공급을 맡고, 중초는 간담 비위로 소화를 맡고, 하초는 신장·방광·대장으로 배설을 맡습니다. 『황제내경』에서는 각기 안개(霧), 거품(漚), 도랑물(瀆)로 표현했습니다.

병은, 깊어지는 방향이 있습니다. 각 혈을 확인할 때 중요혈들은 관절에 있는데, 병이 깊을수록 손목 쪽의 혈에서 어깨 쪽으로 갑니다. 손목의 혈에 반응이 있으면 병이 얕은 것이고, 팔꿈치를 거쳐 어깨 관절로 갈수록 병은 깊어진 것입니다. 손목보다 팔꿈치나 어깨 쪽이 아프면 병이 만성으로 깊어지고 있다는 증거입니다.

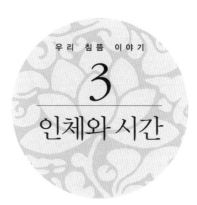

우 리 침 뜸 이 야 기

3
인체와 시간

사람은 지구에 삽니다. 그런데 지구의 환경은 하늘의 해에 큰 영향을 받습니다. 따라서 사람의 몸은 지구와 해의 변화에 저절로 호응하도록 적응해 왔습니다. 침을 공부하는 사람은 이 변화를 정확히 이해해야 합니다. 침에서는 옛날부터 지구와 우주의 움직임을 관찰하여 그것이 사람의 몸에 끼치는 영향을 파악했고, 원리를 응용하여 치료방법으로 발전시켰습니다.

1. 계절과 장부

계절(시간)은 만물에 가장 큰 영향을 주는 요소입니다. 먼저 1년을 네 계절로 나누고, 이것을 다시 자세하게 24절기로 나눕니다. 사인곡선 같은 것으로 낮(열, 양)과 밤(한, 음)의 상태를 나타낼 수 있습니다. 주역의 원상은 이 그림을 둥글게 배치한 것입니다.

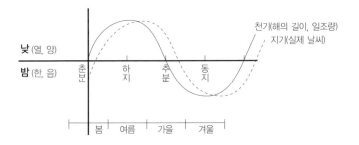

해는 춘분을 거쳐 하지－추분－동지로 가면서 1년의 곡선을 그립니다. 실제로 해가 지구에 에너지를 뿌리는 것은 이 시간에 정확히 일치합니다. 그리고 지구에서 관찰하면 그것은 해의 길이로 나타나지요. 동지 때 해의 길이가 가장 짧고 하지 때 해가 가장 깁니다.

그런데 우리가 생활에서 느끼는 실제의 온도는 이런 주기와 조금 차이가 납니다. 해의 일조량과 그 볕이 지구를 덥히는 온도는 시간상 약간 차이가 난다는 것이죠. 구슬을 덥히는 것을 연상하면 됩니다. 구슬에 열을 가하면 곧장 뜨거워지는 것이 아니죠. 구슬이 열을 받아들이는 시간이 필요합니다. 이론상 한 해의 가장 추운 때는 동지이어야 합니다. 그런데 실제로는 가장 춥다는 소한과 대한은 동지보다 더 늦게 옵니다. 그래서 '대한이 소한의 집에 놀러갔다가 얼어 죽었다'는 우스갯소리가 나온 것입니다. 일조량과 지구가 식는 속도의 차이입니다.

이렇게 수치로 정확히 계산되는 하늘의 변화인 24절기 기운을 천기라고 하고, 그것이 실제 지구에 나타나는 변화를 지기라고 합니다.❶ 지구에 편승하여 사는 사람은 지기에 따라 몸이 발

❶　박찬국, 황제내경 소문 주석, 집문당, 2005, 236쪽. 진요경종론편

병합니다. 이 두 기운의 변화를 몸이 따라가지 못하고 부적응 상태에 이르면 그것이 병으로 나타나는 것입니다. 몸에 병이 나타나는 것은 천지 두 기운의 변화를 따라가려는 몸부림인 셈입니다.

천기와 지기가 있다고 말했습니다. 바로 이것에 따라서 사람의 몸을 보는 논리도 달라집니다. 천기의 관점으로 볼 때와 지기의 관점으로 볼 때 병을 대하는 태도도 달라지는 것이죠. 크게 천기로 보는 것을 오행론, 지기로 보는 것을 육기론이라고 합니다. 오행론은 천기론에 바탕을 둡니다. 그래서 세상의 구성 원리를 모두 다섯으로 나누어 상호관계를 분석합니다. 목, 화, 토, 금, 수가 그것입니다.

육기론은 지기론에 바탕을 둡니다. 소음, 태음, 궐음, 소양, 태양, 양명으로 그 증상을 나누어 분석하고 처방합니다. 우주 본래의 기운이 현실 속에 나타는 증상에 초점을 맞춘 이론이라고 보면 될 듯합니다. 육기론은 뒤에서 기 얘기를 할 때 다시 다룰 것이니, 여기서는 오행론의 관점을 간단히 정리하겠습니다. 1년을 다섯으로 나누어서 그 성질을 보는 것입니다.

먼저, 봄의 기운은 상승입니다. 그렇기 때문에 분수처럼 긴장을 합니다. 따뜻한 가운데 만물이 양육되는 시기죠. 사람에게는 흥분, 화냄이 해당하여서 간 환자나 정신질환이 이 시기에 발병하거나 악화됩니다.

여름의 기운은 흩어짐입니다. 치솟은 분수가 긴장을 잃고 이완되면서 흩어지는 것이죠. 화와 열이 이 시기의 특징입니다. 심장이 담당합니다. 청소년기에 해당합니다. 그래서 청소년은 화와 열을 다스리지 못하여 산만합니다.

가을 기운은 하강입니다. 폐가 담당합니다. 그래서 우울증이 이때 많이 발병합니다. 사람들도 좌절하면 우울해집니다. 그래서 자신을 천천히 돌아보는 중년의 분위기입니다.

겨울 기운은 응축입니다. 신장이 맡습니다. 이 기운의 감정은 두려움입니다. 씨앗부터 싹 틔울 때까지를 말합니다. 노년의 분위기입니다.

환절기도 있습니다. 환절기는 다른 철로 넘어가는 중간이기 때문에 조절의 기능을 합니다. 이에 해당하는 장기는 비위입니다. 그래서 환절기의 병은 대개 비위의 병입니다. 비와 위를 다스리면 환절기를 넘기기가 좀 더 쉽습니다.

결론은, 몸은 시간에 따라 반응한다는 것입니다. 우주의 기운이 시간에 따라 경락에 작용하는 것이지요. 이 작용을 몸이 받아들이지 못할 때 병이 발생하는 것입니다. 따라서 계절에 따라 예견된 상태를 보완하는 것이 지혜입니다. 계절병은 다음 계절로 나타날 때 더욱 악화됩니다. 예컨대 봄에 위장을 앓은 사람의 병은 여름으로 가면서 나아지다가 다시 가을 무렵에 더욱 악화된 증상으로 나타난다는 것이죠. 잠복한 병은 한 철 건너서 다른 양상으로 발전합니다.

2. 시간과 기의 유주

이번에는 장기와 경락에 영향을 주는 시간의 속성에 대해 알아보겠습니다. 우주는 끊임없이 움직이고, 그 안에 있는 사람의 몸도 전체의 움직임을 따라가기 위해 자기 안의 흐름을 조절하며 반응합니다. 우주와 소통하는 그런 흐름을 기라고 했고, 그 기는 일정한 법칙으로 흐르며 생명 유지를 위해 활동합니다. 몸이 자기정체성을 지니면서도 그것이 우주 전체의 움직임과 어긋나지 않기 위해서 소통하는 것입니다.

그 소통이 원활할 때 건강한 것이고, 그것이 잘 안될 때 병이 오는 것입니다. 기는 우주의 움직임에 맞추어 몸 안에서 일정한 시간에 따라 흐릅니다. 그런 흐름을 유주라고 합니다.

기는 수태음에서 족궐음까지 경락을 따라 하루에 몸을 50회 돕니다.[2] 따라서 2시간에 네 바퀴를 도는 셈이지요. 1바퀴 도는 데 30분 정도가 걸립니다. 침을 놓고 20-30분 기다리는 이유가 이것입니다. 물론, 한 차례 도는 데 걸리는 시간은 사람마다 조금씩 다릅니다. 기의 충실도에 따라 빠르기도 다릅니다. 몸이 허증인 사람은 늦게 들어왔다가 빨리 나가고, 반대로 실증인 사람은 빨리 들어왔다가 늦게 나갑니다. 도는 순서는 이렇습니다.

폐 → 대장 → 위 → 비 → 심장 → 소장 → 방광 → 신장 →
심포 → 삼초 → 담 → 간

이것은 앞으로 경혈학을 이해하는데 가장 중요한 순서입니다. 그래서 외워야 합니다. 이렇게 외우면 편합니다.

---

[2] 편역주해 황제내경 영추 1(이경우 번역), 여강출판사, 2001, 622쪽. 營衛生會 ; 이양편(이진수 역), 356쪽.

폐 대 위 비 - 심 소 방 신 - 포 초 담 간

하루의 시간에 따라 기운이 오장육부를 돌아다닙니다. 매 시간마다 기는 한 장부에 머뭅니다. 그렇기 때문에 그 시간이 되면 그 장기에서 기가 왕성해지고, 그때 침을 꽂으면 특효를 봅니다. 이 원리로 치료를 하는 방법도 있습니다.

이렇게 시간에 따라 움직이는 기를 받아들이는 장부의 순서를 알아보겠습니다. 동양의 시간은 하루가 12시간입니다. 12지지로 나타내지요. 자, 축, 인, 묘, 진, 사, 오, 미, 신, 유, 술, 해. 자시는 23-1시, 축시는 1-3시, 인시는 3-5시, 이런 식입니다. 새 날인 하루의 시작은 인시부터 시작한다고 봅니다.[3]

① 폐 : 인시(3-5)

기는 맨 먼저 중완을 거쳐서 폐로 들어옵니다. 폐는 기를 주관하는 장기입니다. 폐를 생각할 때 이것을 가장 먼저 떠올려야 합니다. 폐는 본래 몸속의 탁한 기운을 내뱉고 밖의 신선한 공기를 몸으로 들이는 곳입니다. 몸의 청기와 탁기를 조절하는 것이죠. 그렇기 때문에 몸 전체의 기운을 조절하는 기능을 폐가 갖게 되는 것입니다. 폐의 이런 기능을 특별히 선발(宣發)과 숙강(肅

---

[3] 이 시간은 현재의 표준 자오선 시간 기준이다. 우리나라의 표준자오선은 135도 기준이고, 이것은 일본의 아카시 지방을 지나는 시간이다. 그러므로 동경 127도 근방인 서울의 경우는 표준 자오선 시간과 32분 정도 차이가 난다. 즉 자시가 밤 11시 32분에 시작하는 것이다. 나머지 시간도 마찬가지이다. 서울의 인시는 새벽 3시 32분에 시작되고, 울산의 인시는 새벽 3시 22분에 시작된다. 서우선, 변화를 이용하는 지혜-주역, 문학아카데미, 1995, 182쪽.

降)이라고 합니다. 선발이란, 몸속의 탁기를 배출하느라고 위로 내뿜어 흩뜨리는 것을 말하고, 숙강이란, 비장에서 온 진액과 곡기를 온몸에 퍼뜨리고 위기를 발산시켜서 땀을 배출하는 신진대사 기능을 말합니다. 아울러 피는 기를 따라갑니다. 온몸에 피를 보내는 맥 역시 기를 주관하는 폐의 통제 하에 놓여, 옛글에 폐는 백맥을 모아들인다고 했습니다.[4]

기가 폐에 머무는 시간은 새벽 3-5시입니다. 그래서 기 수련하는 사람들은 동서양 할 것 없이 모두 이 시간에 일어납니다. 이 시간은 하루 중 음에서 양으로 전환하는 시기이기 때문입니다. 완전한 밤의 음(자시와 축시) 속에서 서서히 하루의 양기가 태동하는 시간입니다. 일년 중의 춘분 같은 시간이지요. 그래서 양기를 받으려고 이 시간에 도인들이 깨는 것입니다.

노인들도 이 시간에 일어나서 콜록콜록 기침을 해댑니다. 그것은 양의 기운을 받으려고 하는 것이 아니라, 폐가 양기를 받아들여야 할 시간에 기력이 쇠해서 제대로 받아들이지 못하고 힘겨운 까닭입니다.

② 대장 : 묘시(5-7)

대장은 소장에서 내려온 찌꺼기를 받아들여서 수분을 흡수하고 나머지를 몸 밖으로 내보내는 기능을 합니다. 대장에 열이 있으면 수분을 소모시켜서 변비가 되고 대장이 차가우면 수분을 흡수하지 못하여 설사가 납니다. 설사는 대부분 복통을

---

[4] 침뜸의학개론 61-62쪽. 이하 장부의 기능에 대한 설명은 이 책에서 인용한다.

동반합니다.

　대장은 찌꺼기를 몸 밖으로 내보내기 때문에 기운 역시 밖으로 나오는 시간에 배설작용을 합니다. 그 시간이 대장의 시간인 묘시, 즉 새벽 5-7시입니다. 이렇게 밤이면 몸속에 들어갔다가 낮이 되면 밖으로 나오는 기운을 위기라고 합니다. 반대의 기운을 영기라고 하죠. 밤낮이 바뀌면서 위기가 밖으로 나오고 영기가 안으로 들어가야 몸도 정상으로 돌아오게 됩니다. 하루의 시작인 인시에 위기가 돌기 시작해서 몸 밖으로 나오기 시작합니다. 이때 몸속의 노폐물을 함께 몸 밖으로 밀어냅니다. 이것이 아침에 오줌을 누고 똥을 누는 것입니다. 따라서 위기가 제대로 도는 사람은 정확히 대장에 기가 도는 5-7시에 변을 봅니다. 즉 똥을 눔으로써 위기가 몸 밖으로 나오는 것을 완료하지요. 낮 활동의 시작을 알리는 것입니다.

　이 위기는 양의 기운입니다. 그래서 몸을 따뜻하게 합니다. 만약에 위기가 나오는 시간에 몸이 차가우면 위기가 밖으로 나오지 못하고 몸 안에서 열로 바뀌고 맙니다. 이렇게 되면 변비가 생깁니다. 서양의학에서는 변비를 중요시하지 않습니다만, 동양의학에서는 아주 심각하게 생각합니다. 대장의 시간인 묘시에 제대로 배변을 못하면 신장과 간에 독을 줍니다.

　대장과 위는 육기론으로 보면 양명에 해당하는데, 이것은 기와 혈을 형성하는 기능을 합니다. 그래서 양명이 활발하게 이루어지면 외기의 침입에 대한 저항력이 좋아집니다. 저항력이 좋을수록 외부의 사기에 대해 몸이 크게 앓지 않습니다. 건강한 사람이 죽을 듯이 앓는 것은 그런 이유입니다. 면역력이 좋을수록 병은 요란하게 옵니다.

위기가 나오면 활동력이 좋아집니다. 아침에 위기가 잘 돌면 하루 종일 빨빨거리고 돌아다녀도 몸이 피곤하지 않습니다. 아침에 몸이 따뜻한 것은, 위기가 표피로 나왔다는 것을 말합니다. 그래서 아침엔 몸을 따뜻하게 해주어야 합니다. 새벽에 샤워를 할 때는 반드시 목욕탕에서 나오기 전에 건포 마찰을 하여 피부에 열을 발생시켜 주어야 합니다.

이 원리에 따라 피부가 차면 졸음이 옵니다. 피부의 위기는 활동력을 뜻하고, 영기는 조용함을 뜻합니다. 그래서 아침에 따뜻하면 하루가 편합니다. 따라서 아침에 위기를 어떻게 만드느냐가 하루의 활동력을 결정합니다.

③ 위장 : 진시(7-9)

위는 예부터 수곡의 바다라고 했습니다. 위는 곡식을 잘게 부수고 삭여 비장과 함께 정기로 변화시키고 그것을 이용하여 기혈을 만드는 작용을 합니다. 바깥에서 들어오는 것을 몸속으로 받아들이는 입구입니다.

그렇기 때문에 천지의 기가 위에 머무는 이 시간에 꼭 끼니를 맞추어야 합니다. 옛날이나 지금이나, 서양이나 동양이나 할 것 없이 이 시간이 끼니때임은, 지구가 인류에게 부여한 법칙이기 때문입니다. 이 시간에 밥을 먹도록 돼 있습니다. 점심은 말 그대로 점만 찍는 것이고, 저녁은 원래 신시인 15-17시에 간단히 하는 것입니다. 그래서 이 약속을 지키지 않으면 아침마다 머리가 아픕니다. 비위에 이상이 생겼기 때문입니다. 요즘은 학생들도 바쁘고 직장인들도 바빠서 아침을 거르는 경우가 많은데, 이것이 습관처럼 굳은 사람은 틀림없이 오전에 두통을 앓습니다.

끼니는 생명활동을 위해 먹는 것이 있고, 체력유지를 위해 먹는 것이 있는데 오직 아침 끼니만이 생명활동을 위해 먹는 행위입니다. 하루에 한 끼만 먹어야 한다면 아침이어야 합니다. 아침을 안 먹는 도시인들의 병이 아주 다양화하는 것은 당연합니다.

비위가 안 좋은 사람은 사계절 내내 아픕니다. 위는 족양명인데, 이 양명기운이 손상되면 체력이 떨어집니다. 활동력이 감소하죠. 그래서 가장 정확한 진맥은 비위가 왕성한 시간에 볼 수 있습니다. 비위는 오행상 토이기 때문에 중화의 속성이 있습니다. 그래서 비위가 작용하는 시간에 몸 상태의 정상 여부를 가장 정확히 알 수 있죠. 옛날에는 한의원 중에서 오전에만 진료하고 오후에는 약만 달이는 사람이 많았습니다. 진맥을 정확히 하려고 한 것입니다. 이런 사람이 진짜 의원입니다.

그리고 앞서 폐가 기를 내리고 간이 올린다고 설명했습니다. 그런데 비위는 중앙인 토로서 기를 올리고 내리는 기능의 중심 노릇을 합니다. 마치 맷돌의 한 가운데에 빅힌 암쇠와 수쇠처럼 말이죠. 즉 위는 탁한 기를 아래로 내리고 비는 맑은 기를 위로 올리는 기능을 함으로써 폐와 간이 하는 몸 전체의 기 운동을 주관하는 것입니다.

④ 비장 : 사시(9-11)

비장은 보통 지라를 말하는데, 동양의학에서는 이자인 췌장까지 포함시킵니다. 지라는 림프구를 만들고 혈액 속의 세균을 죽이고 늙어버린 적혈구를 파괴합니다. 이자는 주로 이자액을 분비하여 십이지장으로 보내어 소화를 돕습니다.

비장에서는 운화라는 말을 잘 이해해야 합니다. 운화란 음식물을 소화하여 영양물질과 에너지로 변화시키는 기능입니다. 영양분을 만들어서 필요한 곳에 보내고, 불필요한 영양소를 거두어 배설하는 작용을 말합니다. 그것을 주관하는 것이 비장입니다. 몸의 한 기관이 있으면 그곳으로 피가 들어가는 동맥이 있고 피가 빠져나오는 정맥이 있습니다. 동맥으로 들어간 피는 그 장기 안에 들어온 여러 가지 호르몬과 뒤섞여서 그 장기 고유의 일을 합니다. 호르몬이란 혈장, 림프액, 이런 모든 것을 말합니다. 따라서 그 안에는 혈관이 없이 여러 가지 액체가 뒤섞인 체액의 상태로 그 기관 안에서 움직이는데, 이렇게 돌아가게 하는 작용을 운화라고 하는 것입니다.

이 작용이 잘 안 이루어지면 비위는 담음을 생성합니다. 담음은 가래침 같은 것입니다. 모든 만성병의 원인이 이것입니다. 그래서 만성질환자들은 반드시 비위부터 치료해야 합니다. 침을 뽑을 때 가끔 피가 아니라 투명한 물이 흘러나오는 사람이 있습니다. 이것이 바로 담음입니다.

위장은 기를 내리고 비장은 올립니다. 그래서 비의 기능이 허해지면 내장이 밑으로 처지는 현상이 나타나 각종 장하수와 탈항 같은 병이 생깁니다.

또 비장은 운화를 통하여 피를 만들기 때문에 이것이 혈맥 속을 운행하도록 통제하는 기능도 합니다. 비의 기가 허해지면 혈액을 통제하는 힘이 없어져 피가 맥 밖으로 빠지는 증상이 발생합니다. 멍이 잘 든다거나 빈혈, 피 섞인 오줌, 월경과다 같은 것이 그런 것들입니다.

⑤ 심장 : 오시(11-13)

심장은 당연히 혈맥을 주관합니다. 기가 심장에 머무는 이 시간은 열이 생기는 시간입니다. 열은 발산의 속성이기 때문에 웃고 떠듭니다. 점심 무렵입니다. 심장은 가장 중요한 장기라서 군주지관이라고 합니다. 몸을 다스리는 임금이라는 말입니다. 그래서 심장의 상태가 안 좋으면 큰 병입니다.

그리고 심은 정신작용을 주관합니다. 정이란, 생명의 기본 물질을 말합니다. 생명활동을 관장하지요. 모든 양생은 이 정을 기르는 것입니다. 병의 가장 큰 원인은 생활습관입니다. 잘못된 생활습관은 정기를 깎아먹습니다. 심장에는 신(神)이 들어 있습니다. 그래서 진단에서도 신의 유무가 가장 중요합니다. 몸이 아파도 정신이 또렷이 살아있는 사람은 빨리 낫습니다. 반면에 신을 놓은 사람은 살릴 방도가 없습니다. 신은 눈빛에서 나타납니다. 똘망똘망한 아이는 신이 살아있는 것입니다.

앞의 정과 신을 합쳐서 정신이라고 합니다. 정은 물질과 육신을, 신은 기운과 마음을 가리킵니다. 혼과 신은 양의 기운이고, 백과 정은 음의 기운입니다. 그래서 혼백과 정신이라고 합니다. 혼신은 하늘이고 백정은 땅입니다. 혼을 모시려고 향을 피우고 백을 달래려고 땅에 술을 뿌리는 것이 제사입니다. 그 둘을 주관하는 자가 사람이지요. 천지인입니다.

사람의 정신력을 고양시켜주는 가장 좋은 방법이 무술입니다. 그래서 구도자들은 무술을 많이 하는 것입니다. 신은 마음입니다. 기는 신을 따라갑니다. 그래서 신이 가는대로 기가 따라가도록 해주는 것이 좋습니다. 무술은 그러한 것을 익히는 가장 좋은 방법입니다.

심장은 예부터 군주지관이라고 했습니다. 즉 임금과 같은 존재라는 것입니다. 그러므로 병이 안 걸린다는 것이 동양의학의 시각입니다. 그래서 심장을 치료할 때는 심장 대신 그 신하인 다른 장기를 치료합니다. 심장을 군화라고 합니다. 임금 불이라는 뜻이죠. 반면에 군화를 돕는 장기를 상화라고 합니다. 재상 불이라는 뜻이죠. 이 상화에 해당하는 장기는 이론에 따라 다릅니다. 오행론에서는 심포와 삼초를 말하고, 육기론에서는 담과 삼초를 말합니다. 따라서 심장을 다스리는 치료를 할 때는 이들 상화를 건드립니다.

군주는 실수하면 안됩니다. 그가 흔들리면 나라 전체가 흔들리기 때문입니다. 그래서 군주가 실수를 하더라도 그 신하를 처벌하는 것이 동양의 오랜 관례였습니다. 서양도 마찬가지인 듯합니다. 교황무오류설이 그것이죠. 갈릴레이의 지동설을 처벌한 교황청이 근래에 들어서야 겨우 오류를 인정했는데, 무오류설에 견주면 이것도 대단한 아량인 셈입니다.

⑥ 소장 : 미시(13-15)

소장은 길이가 7-8m나 되는 가장 긴 장기인데, 위에서 소화된 음식물을 받아들여 소화하고 흡수합니다. 이 과정에서 맑은 것과 탁한 것을 가려, 영양분은 비장으로 보내고 찌꺼기는 대장으로 보냅니다.

소장은 오행상 화에 해당합니다. 심장이 활동한 뒤에 나머지 열을 챙기는 장기입니다. 소장에 열이 많으면 폐결핵을 많이 앓습니다. 소장 위에 폐가 있기 때문에 뜨거운 열이 위로 올라가는 통로에 있어서 그렇습니다. 폐결핵은 심열이 많은 사람에게 나타납니다. 옛날의 폐결핵은 영양부족으로 생겼는데 요즘은 스트레스로 생깁니다.

미시에 얼굴에 홍조가 생기는 사람은 소장에 열이 많아서 그런 것입니다. 그 열을 폐가 받습니다. 그래서 소장의 열은 폐에서 문제를 일으킵니다. 이때는 등의 신주 혈을 다스리면 됩니다. 신주는 흉추 3번과 4번 사이에 있습니다.(책 뒤의 경락도를 참고하세요)

⑦ 방광 : 신시(15–17)

방광경락은, 눈에서 시작해서 머리를 감싸고 등을 지나 발, 그리고 발가락으로 내려갑니다. 이와 같이 방광경은 몸 전체를 감쌉니다. 그래서 몸 근육의 이상에 관련이 있습니다.

방광의 상태를 보면 인간이 어떤 존재인가를 알 수 있습니다. 방광은 등 전체에 뒤덮여 있습니다. 그런데 방광은 신장과 오행상 수에 해당하고, 또한 생식기능을 담당합니다. 자식을 생산하는 기능이죠. 방광이 몸의 가장 넓은 자리를 차지한다는 것은, 인간의 본능이 종족보존에 가장 강한 집착을 보인다는 뜻입니다. 인간의 몸은 종족보존을 위한 가장 강력한 장치를 몸에 지

녔음을, 방광경락의 범위로 확인할 수 있습니다.[5]

이삭 사람은 정신을 빼면 짐승과 다를 것이 없습니다. 사람은 짐승으로 태어났기 때문에 몸의 구조 역시 그렇게 돼 있습니다. 인간 속에 잠재된 짐승의 속성은 먹고, 새끼 치고, 싸움박질하는 것인데[6] 이것은 경락의 분포로도 확인됩니다.

인간의 본능 중에서 가장 뿌리깊은 것이 식욕인데, 이것은 위경과 관련이 있습니다. 앞서 말한 방광경 다음으로 인체의 앞부분을 뒤덮고 있는 것이 위경입니다. 이것은 인간의 몸이 먹는 것에 강한 집착을 보이고 있다는 것이며, 생존하기 위한 본능이 강하다는 증거입니다.

또 간담은 인체의 측면부인 명예를 관장하는 데, 잘 살펴보면, 세속의 명예라는 것이 패거리지어 그 우두머리를 차지하려는 싸움임을 알 수 있습니다. 담경은 신체의 측면부에 가장 넓게 퍼져 있고, 명예나 지위 같은 지성을 관장합니다.

먹는 것은 위경, 새끼 치는 것은 방광경, 싸움박질하는 것은 담경이 담당합니다. 방광경은 67혈, 위경은 45혈, 담경은 44혈로, 이들을 모두 합치면 156개입니다. 전체 361혈 중 절반을 이 세 경락의 혈이 차지합니다. 혈의 신체 점유율이 높다는 건 몸이 그 경락의 기능 쪽으로 발달했다는 뜻입니다.

따라서 경락의 분포로 보면, 인간이라는 동물은 종족보존과

---

[5] 한방 이야기, 172쪽.
[6] 박영호, 다석 유영모 어록, 두레, 2002, 67쪽.

생명보존을 위한 가장 적절한 방향으로 진화해 왔음을 알 수 있고, 또 싸움박질도 제 목숨 부지하려는 한 방법입니다. 인체가 그런 생리체계를 갖추고 있고, 그 증상이 경락의 범위로 드러나는 것입니다.

그러니 참사람이 된다는 것은 인간의 몸속에 도사린 이 짐승의 속성을 완전히 항복받음을 뜻하고, 그런 사람을 등불로 삼아 살아가는 것이 보람된 삶임을 알게 됩니다. 그런 사람을 우리는 성인이라 했고, 부처, 그리스도, 노자, 소크라테스 같은 분들의 삶에서 만나게 됩니다. 침을 잡고서 이것을 이해하지 못하면, 그야말로 한낱 침쟁이에 지나지 않습니다.

⑧ 신장 : 유시(17-19)

신장의 가장 중요한 기능은 인체의 정기를 저장하고 생장발육과 생식을 주관하는 것입니다. 특히 부모한테서 받은 정기로 자식을 번식시키는 일을 담당합니다. 따라서 신장의 발달에 따라서 유년기, 소년기, 청년기, 장년기, 노년기에 맞는 발육 상태가 결정됩니다.

또 신장은 수액을 주관하는데, 오줌은 당연하고, 이 수액 중에는 정기와 관련된 액체도 있습니다. 정액이 그것입니다. 그래서 정액을 너무 많이 쏟으면 몸의 정기가 현저히 떨어집니다. 이런 일로 인하여 정기가 허하면, 신장은 뼈를 주관하는 까닭에 노화가 빨리 진행됩니다. 그래서 옛날에 양생을 추구하는 분야에서는 정액을 절대로 쏟지 않도록 했습니다.

이 시간이 하루 중 쉬어야 하는 시간입니다. 신장인 수는 응축하고 함양하는 성질이기 때문입니다.

이삭　신장의 권력은 오른쪽 신장에 있습니다. 둘 중에 오른쪽의 것이 더 중요하다는 얘깁니다. 이것은 명문화라고 하는데, 화의 주관자인 심장과 짝을 이루어 거기에 호응하는 기능과 권력을 오른쪽 신장이 주관한다고 보는 것입니다.[7]

명문이란, 말 그대로 생명이 들락거리는 문이라는 뜻입니다. 해부학상으로는 콩팥 위에 모자처럼 붙어있는 부신(副腎)과 대응시키기도 하는데, 동양의학에서 말하는 용어는 해부학상의 장기를 포함하여 그와 연관된 생리기능까지도 아울러 말하기 때문에 의미가 더 넓다고 할 수 있습니다.

몸에서 신장은 물을 담당하므로 차가운 음의 속성을 지닙니다. 그래서 뜨거운 불의 속성을 지닌 심장과 짝을 이루어 보일러처럼 몸을 덥힙니다. 몸이 정상인 사람은 불의 기운이 아래로 내려가고 그로 인하여 데워진 물이 위로 올라가면서 서로 교환되어, 머리는 서늘하고 아랫배는 따뜻합니다. 이를 일러 수승화강이라고 합니다.

그런데 보일러처럼 심화의 열을 받아서 물을 덥히는 기능을 주관하는 것이 부신입니다. 부신의 기능이 저하되면 물을 걸러내는 기능은 정상이라고 하더라도 보일러 기능이 현저히 떨어집니다. 따라서 부신은 물을 덥히는 불씨 노릇을 도맡아 합니다. 말하자면 신장이 엔진이라면 부신은 점화 플러그 같은 것이죠.

---

[7]　주역 참동계연설, 156쪽.

신장이 자동차라면 부신은 엔진이겠죠. 바로 이런 기능을 명문화(命門火)라고 한 것입니다.

⑨ 심포 : 술시(19-21)

심포는 심장과 더불어 화(군화-상화)에 해당합니다. 화기가 있어서 웃고 떠듭니다. 심포는 삼초와 짝을 이룹니다. 삼초가 주로 기의 출입승강과 관여된다면,[8] 심포는 피의 흐름과 관련이 있습니다. 그래서 해부학상으로는 한때 심장을 싼 막이라고도 했습니다만, 서양의학의 해부학과 동양의학의 장부론이 서로 다르기 때문에 이렇게 갖다 붙이기는 어려운 면이 있습니다.

실제로 심포는 기능상의 현상이지 장부의 존재 여부로 단정할 수 없습니다. 피의 흐름에 관여하기 때문에 심장의 기능과도 밀접합니다. 혈압이라든지 부정맥이라든지 하는, 피와 관련된 병에는 심포경에 침을 찌르면 잘 듣습니다.

소화 장애는 거의가 심포 이상입니다. 이때는 내관과 족삼리를 다스리면 됩니다. 이 두 혈은 안의 모든 문제를 해결하는 해결사입니다. 이는 심포가 심리와 깊은 관계를 맺고 있기 때문입니다. 실제로 마음이 흥분하믄 심장박동이 빨라집니다. 그래서 마음이 몸에 미치는 영향을 가장 민감하게 드러내는 곳이 심포이고, 반대로 심포는 마음이 몸에 미치는 영향을 최대로 조절할 수 있는 경락이기도 합니다. 마음의 병에는 반드시 심포경이 반응합니다.

---

[8] 침뜸의학개론, 76쪽.

⑩ 삼초 : 해시(21-23)

삼초는 상, 중, 하의 기혈 흐름을 모두 관장하는 장기입니다. 다른 장기처럼 따로 존재하는 것이 아니고, 심포와 더불어 몸 전체의 흐름을 주관하는 기능만 있습니다. 상은 심장과 폐, 중은 간·담·비·위, 하는 방광과 신장을 말하는데, 이것들간의 흐름을 주관하는 기능을 지녔습니다. 회사로 치면 기획조정실이나 비서실과 같습니다. 기획조정실은 하는 일이 없는 곳같지만, 가장 중요한 일들을 하지요.

그래서 삼초를 그림자나 소리와 같은 장기라고 표현했습니다. 이 삼초만 제대로 이해하면 몸 이해는 완성된다고 합니다. 그만큼 다양한 기능에 관여하면서 많은 변화를 보입니다.

낮에 한기를 받으면 이것을 몰아내는 것이 삼초입니다. 이 기능이 떨어져서 낮에 한기를 받아들인 아이들이 이 시간에 많이 앓습니다.

⑪ 담 : 자시(23-1)

담은, 간에서 생긴 즙을 저장했다가 소장으로 보내어 소화를 돕습니다. 그래서 간담에 이상이 생기면 비위의 소화기능에 영향을 주어 먹기 싫고 배부르고 설사 같은 소화불량이 나타납니다. 간담에 습과 열이 몰리면 소설(疏泄) 기능을 잃어서 담즙이 피부로 나타나는데 이것을 황달이라고 합니다. 쓴물을 토하기도 합니다.

담은, 몸을 청정하게 해주는 기능을 합니다. 청소부 같습니다. 그래서 담을 제거한 사람은 늘 몸이 찌뿌둥합니다. 담 이상자는 결벽증이 있습니다. 늘 손을 씻지요. 너무 지저분해도 담이상입니다. 반면, 일 중독은 간 이상입니다.

담은 심리상으로 결단력을 주관합니다. 판단하고 결정하는 일을 합니다. 담 기능이 좋으면 대담해지고 허하면 잘 놀랍니다.

⑫ 간 : 축시(1-3)

간은, 소설(疏泄) 기능을 합니다. 소설이란, 기를 소통시키고 피와 진액의 흐름을 조절하는 것을 말합니다. 한 곳에 뭉치지 않도록 골고루 펴는 기능을 말합니다. 기의 소통을 주관하기 때문에 여기에 병이 나면 감정 조절에도 문제가 생깁니다. 간 기능이 지나치면 기가 위로 몰려서 성질이 급해지고 성을 잘 내게 되고, 반대로 저하되면 기가 뭉쳐서(鬱結) 우울증으로 이어집니다. 울결이 되면 혈액순환에도 문제가 생겨 어혈이 생깁니다.

간은 혈액을 저장하는 기능도 합니다. 그래서 몸의 피로를 풀어주고 몸 안의 독소를 제거합니다. 간에 혈액이 들어갈 때 깊은 잠이 듭니다. 불면증은 간 기능 이상인 경우가 많습니다. 간에 피가 충분히 저장되지 않아서 생기는 것입니다. 고전에는 저녁 9시부터 3시까지 꼭 자라고 합니다. 몸을 청소하는 시간이기 때문입니다.

측면부 질환은 몸의 전면부와 후면부 질환과 관련이 있습니다. 치료할 때 함께 다스리면 보조로 도와서 큰 효과를 봅니다. 간담경락이 몸의 측면을 돕니다.

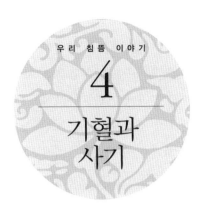

이곳은 침뜸을 이해하는데 아주 중요한 부분이지만, 동양의
학 전반에 관한 설명이기도 합니다. 침술이 깊이를 더할수록 이
해가 절실해지는데, 그런 만큼 자칫 지루해질 수 있어서 여기서
는 간단하게 맛만 보고 넘어가겠습니다. 따라서 읽다가 지루하
거나 이해가 잘 되지 않으면 억지로 읽을 것이 아니라 그냥 넘어
가도 됩니다. 천천히 음미해가면서 끝없이 공부해야 할 부분이
기 때문입니다.

진리에 관해 들으면, 웃치는 열심히 따르고, 중간치는 긴가
민가하고, 아랫치는 큰 소리로 웃는다. ─ 노자 41장 [1]

[1] 왕필, 노자, 영인, 대만:신흥서국, 중화민국 53, 52쪽.
上士聞道, 勤而行之, 中士聞道, 若存若亡, 下士聞道大笑之, 不笑, 不足以爲道,

진리에 관한 이야기를 들으면 사람들은 그에 대한 반응을 보입니다. 그때 사람들이 보이는 반응을 노자는 이렇게 세 가지로 분류한 것입니다. 진리에 관한 이야기는 알 듯 말 듯한 것이 많습니다. 또 우리가 일상생활에서 느끼는 것과는 달라서 때로 허무맹랑하게 느껴지기도 합니다. 그래서 그쪽 분야에 관심을 갖지 않는 사람이 처음 들으면 어이가 없다며 큰 소리로 웃습니다. 바로 그런 상황을 2천 년 전의 노자는 말한 것입니다.

　　진리는 그때나 지금이나 똑같습니다. 만약에 지금 와서 바뀌었다면 진리가 아니겠지요? 그러므로 진리에 대한 사람들의 반응 역시 지금도 마찬가지입니다. 이제부터 말하려는 '기' 이야기가 바로 그렇습니다. 그러니 이 이야기를 읽으면서 노자가 말한 세 부류 중에 나는 과연 어디에 해당하는지를 재미삼아 한번 확인해 보시기 바랍니다.

　　기 이야기를 하기 전에 먼저 빛 이야기부터 하겠습니다. 우리는 과학이 최고로 발달한 시대에 산다고 자부하지만, 정작 빛이 무엇인지 모릅니다. 언뜻 생각하기에는 빛에 대해서 아주 잘 아는 것 같습니다. 빨강, 파랑, 노랑… 그러나 우리가 알고 있는 것은 빛깔이지 빛 그 자체가 아닙니다. 화성의 골짜기까지 영상 매체로 볼 수 있는 시대에도, 빛에 대해서는 알아낸 바가 전혀 없습니다.

　　빛깔은 사물에 부딪힌 빛이 우리의 눈으로 들어와서 시신경을 자극하고, 그 자극을 우리의 뇌에서 받아들이는 것입니다. 따라서 대상이 빛을 다 반사하면 흰색이 되는 것이고, 모두 흡수하면 검정색이 됩니다. 그 사이의 빛깔은 각기 어느 정도 빛을 받아들이느냐에 따라서 결정된다는 사실은, 이미 우리가 과학시간에 배워서 아는 바입니다. 그러나 정작 빛 자체에 대해서는 알 수 없습니다.[2] 그런데도 우리는 마치 빛에 대해서 아주 잘 아는 것처럼 처신합니다.

현재 과학이 밝혀낸 빛에 관한 정보는 너무나 부족합니다. 그저 파동과 입자의 두 가지 특징을 함께 지니고 있다는 것과,[3] 빛 역시 에너지라는 것 정도입니다. 빛이 에너지라는 것은 아인슈타인이 밝혀낸 것이죠. 이른바, $E=mc^2$.

그런데 신기한 것은 빛이 시공을 초월한 존재라는 겁니다. 태양계의 경우를 들면 각 위성과 태양 사이에는 아무 것도 없는 진공입니다. 진공이란 말 그대로 진짜 허공이라는 말입니다. 아무 것도 없다는 뜻이죠. 은하와 은하 사이도 마찬가지입니다. 그런데 빛은 아무 것도 없다는 그곳을 통과해서 지구까지 도달합니다. 이건 논리상 성립할 수 없는 일이죠. 전달시켜주는 물질(매개체)이 없는데 빛은 통과한다는 것입니다.

바로 이 점 때문에 물리학자인 맥스웰은 우주에 한 가득 퍼져 있다는 어떤 물질을 가정하고는 에테르라는 이름을 붙였다가[4] 그후에 입증이 안 되어 없던 일로 치부했는데, 요즘은 암흑물질이라는 또 다른 이름으로 가설을 세우기에 이르렀습니다.[5] 현재 그것을 밝히려고 많은 과학자들이 매달리지만, 언제 그 문제가 풀릴지는 전혀 알 수 없습니다. 어쩌면 인류가 과학이라는 장치에 매

---

[2] 다석 유영모 어록, 328쪽.
[3] 하이젠베르그, 철학과 물리학의 만남(최종덕 옮김), 한겨레, 1986, 143-144쪽.
[4] 철학과 물리학의 만남, 111-112쪽.
[5] 그린 브라이언, 우주의 구조(박병철 역), 승산, 2005, 409-412쪽.

달리는 한 끝내 풀 수 없을지도 모릅니다. 그리고 차원을 달리하여 명상을 해보면 점점 더 그런 확신이 듭니다.

이런 문제는 과학이 갖는 태도에서 비롯됩니다. 과학은 빛을 물질로 전제하고서 봅니다. 그렇기 때문에 물질이라는 범주가 주는 한계 안에서 접근하게 됩니다. 그러나 바로 그런 범주가 빛을 제대로 알 수 없게 만들지도 모른다는 의심은 하지 않습니다. 현재의 학문 태도로는 의심할 수가 없게 돼 있습니다.

이 전제만 벗어던지면 문제는 의외로 간단히 풀립니다. 즉, 빛은 물질의 차원만이 아니라는 것입니다. 바로 정신의 영역과 맞물려 있습니다. 그렇지 않으면 매개해 주는 물질도 없는 진짜 허공을 마음대로 다닐 수 없기 때문입니다. 그러니까 허공에 가득 찬 것은 에테르니 암흑물질이니 하는 정체 모를 물질이 아니라, 바로 정신이라는 얘기입니다. 우주는 통째로 살아있는 한 생명체라는 말입니다.

빛은 그 정신을 매개로 돌아다니며 시공을 초월하여 조건이 되면 우주 어느 곳에서든 나타납니다. 「요한복음」에 "태초에 말씀이 있었다. …그 안에 생명이 있었으니 이는 사람들의 빛이라"라는 표현은 바로 이 점을 분명히 보여주는 것입니다. 부처의 초기 가르침을 잘 전하는 「잡아함경」과 「중아함경」 곳곳에도 번뇌가 모두 사라진 뒤에 뻗쳐오르는 빛에 대해 수없이 묘사합니다. 형상을 지닌 모든 것이 사라진 뒤에 나타나는 것이 있다면, 그것은 우주의 본체인 빛(빛깔이 아닌)일 수밖에 없습니다. 이것이 형상을 입고 시간과 공간의 한 지점에 나타난 것이 우리가 마주친 지금 이 순간의 우주인 것입니다.

여기까지 들어보면 노자가 말한 세 부류 중에서 여러분은 어디에 해당하나요? 설마 웃고 있는 건 아니겠죠? 진리는 나를 버려야 드러납니다. 개체인 나가 사라지면 전체인 진리가 절로 나타납니다. 진리인 전체가 드러나야만 그 전체의 부분으로 존재하는 한없이 작은 나를 확인하게 됩니다. 그때의 전체는, 곧 진리는, 온 우주에 가득한 생명이고 정신입니다.[6] 그 생명과 정신이 곧 빛인 것입니다. 그러니, 이렇게 말할 수밖에 없습니다. "이 생명은 사람들의 빛이라."

빛은 곧 에너지라고 했습니다. 그런데 만물의 영장이라는 말을 입증이라도 하듯이, 사람은 수련을 하면 에너지 상태의 이것을 몸과 마음으로 확인할 수 있습니다. 이렇게 확인되는 것을 '기'라고 합니다. 물론 이 기는, 한 가지 현상이 아니라 여러 가지 현상을 두루 가리키는 말입니다. 어떤 때는 자성을 띠기도 하고 어떤 때는 파동을 띠기도 하며, 어떤 때는 물결 같고, 어떤 때는 빛처럼 환하기도 하여 일정하지 않습니다. 그러나 그런 것들을 체험하는 사람의 내면에서는 한 가지 이치로 수렴됩니다. 그 한 가지란, 마음과 몸이 연결되는 어떤 지점입니다. 개체와 전체가 분리되지 않고, 부분이 곧 전체가 되는 이 상태에서는 물질과 영혼 역시 구별되지 않습니다. 그 사이를 하나로 엮는 것이 바로 기입니다. 바로 이 지점에 이르기 위해 예부터 많은 수련법이 생겼습니다. 영혼의 문제에 집중한 것들은 종교로 승화하고, 몸과 마음의 공통된 속성에 집중한 것은 기공이나 도인

---

[6] 다치바나 다카시, 우주로부터의 귀환(전현희 옮김), 청람미디어, 2005, 324쪽.

같은 독특한 수련방식을 이루고, 육체의 문제에 집중한 것은 의료로 재편됩니다.

1. 기

기는 있고도 없는 것입니다. 없다고 믿는 사람에게는 도저히 있을 수가 없고, 있다고 믿는 사람에게는 도저히 없을 수가 없는, 그런 것입니다. 그러나 한 번 체험하면 믿지 않을 수 없는 것이 기입니다. 그러나 그 체험은 원한다고 되는 것이 아니고, 몸이 그런 반응을 일으킬 수 있도록 해놓아야만 할 수 있습니다. 그런 것을 체험할 수 있는 분야들이 우리 생활 주변에는 의외로 많습니다. 오천년의 전통을 지닌 활쏘기가 그러하고, 중국의 기공과 도인법이 그러하며, 그것을 무술에 접목시킨 내가권 계통의 무술이나, 근래에 우후죽순으로 등장한 단전호흡 같은 기 수련 단체들이 모두 그런 영역입니다.

이런 수련을 어느 정도 하면 사람의 몸에는 이상한 영역이 있다는 것을 확신하게 됩니다. 즉 피가 돌듯이 온몸에 영향을 미치는 또 다른 분야를 느끼는 것입니다. 그것은 에너지 형태와 많이 닮았습니다. 그래서 그것을 '기'라고 이름 붙였습니다.

사람에 따라 다르기는 하지만 감각이 제일 민감하게 발달한 곳이 손이어서 보통 손에서 가장 먼저 느껴집니다. 마치 자석이 밀고 당기는 듯합니다. 이런 느낌이 일단 들면 정신은 그것을 기억합니다. 그래서 이제는 마음이 먼저 그 상태를 연상하면 몸은 즉각 반응합니다. 그래서 그런 수련을 계속하면 이 힘은 점점 더 강해집니다. 그러다가 어느 단계를 넘으면 스스로 힘을 갖추어 몸을 돌아다닙니다. 몸속에는 이 힘이 돌아다니는 일정한 경로가 있는데, 이것을 모르는 사람들은 무절제한 생활로 인하여 이 경로가 많이 망가진 상태입니다. 망가진 길을 이 기운은 스스로 복구합니다. 오래 기 수련을 하면 얼굴이 동안이 되고 마치 청춘을 회복한 듯한 상태로 변합니다. 이와 같이 기가 흘러 다니는 경로를 침에서는 경락이라고 합니다.

그런데 정말 중요한 것은 이 힘이 마음의 부림을 받는다는 것입니다. 이 힘은 몸을 부리는 근원이고, 그것은 마음의 부림을 받습니다. 우리가 평상시 그 힘을 느끼지 못하는 것은, 우리가 한 개체인 것 같지만, 개체인 그대로 우주 전체의 일부이기 때문입니다. 그것은 우리가 평상시에 지구 전체가 자석임을 잊고 사는 것과 같습니다. 자성 역시 기의 일종이죠. 전파, 습기, 공기 같은 모든 것들이 기가 존재하는 방식입니다.

이를 더 극단화시켜서 말을 해보면 사람의 몸이란, 부처의 말마따나, 4대 원소인 지·수·화·풍을 기로 뭉쳐놓은 것에 지나지 않는 것입니다. 사람의 영혼이 거기에 깃들면 그것이 우주의 일부인, 그러면서도 우주 본체의 정신을 빼닮은 사람이 되는 것입니다. 이것이 하느님이 사람을 흙으로 만들고 입김을 불어넣었다는 뜻입니다. 요한복음에 의하면 영혼은 이 말씀이자 빛이겠지요. 이것을 알아본 자야말로 신의 아들인 것이고, 예수는 스스로를 그렇게 믿고 살다 갔습니다. 이제 좀 웃음이 걷히셨나요?

기는 마음과 물질의 중간에 존재하는 형태로 사람을 이루고 있으며, 우리가 그것을 의식하든 않든 생명을 유지하는 중요한 노릇을 한다는 것을 확인할 수 있습니다. 중간이라는 말이 좀 애매모호하다면 물질이면서 동시에 정신이라고 하면 될까요?

기는 우주와 몸이 교감하는 가장 중요한 매개물이자 원리이며, 침이란 결국 우주가 인간의 몸에 부여한 기의 질서를 회복하려는 중요한 수단임을 알 수 있습니다. 그렇다면 기를 모르거나 부인하고서 사람의 몸을 고치겠다는 것은 맨손으로 물고기를 잡겠다고 바다로 나가는 것과 같은 꼴일 것입니다. 한편 단순히 몸을 기계로 생각하는 서양의학의 한계가 바로 이 지점에서 발생한다는 것을 어렵지 않게 알 수 있습니다.

그렇다면 사람의 몸에 기는 어떻게 발생하며, 어떻게 돌아가는지를 알아보아야 할 차례입니다. 기는 원래 한 바탕이지만, 조건에 따라서 다양한 형태로 변합니다. 따라서 상태가 변한 기의 양상을 가리키는 말이 생겨나게 됩니다. 여기서는 그런 용어가 몇 개 나타날 것입니다.

거듭 말씀드리지만, 지루하면 그냥 넘어가시기 바랍니다. 좀 더 높은 단계에 가면 깊이 공부해야 할 부분이기는 하지만, 당장 가르쳐주는 대로 침을 놓는 초보자들로서는 이해하기 어려운 대목이 많기 때문에 굳이 모르는 곳에서 헤맬 필요가 없습니다. 좀 더 오래 돌아다녀보면 다 익숙해지는 길이고 뚫리는 길입니다. 좁은 소견으로 뚫리지 않는 길을 억지로 뚫으려 애쓸 필요가 없습니다.

사람의 몸에는 기가 흘러 다니는 길이 있습니다. 그것을 경락이라고 합니다. 그러니까 길인 경락을 따라서 흘러 다니기에 기를 '경기'라고도 합니다. 사람의 목숨을 주관하는 참 기운이라는 뜻으로 '진기'라고도 합니다. 어떤 말을 붙이든 사람의 몸이 제대로 움직이도록 하는 기운을 뜻합니다. 이 진기가 어디에 있느냐에 따라서 이름이 달라집니다.[7]

이 진기는 태어날 때 갖고 태어나는 것이 있고, 태어난 뒤에 스스로 만들어내는 것이 있습니다. 원래부터 갖고 태어나는 것을 선천지기라고 하고, 태어난 뒤에 만들어 내는 것을 후천지기라고 합니다. 선천이니 후천이니 하는 것은 태어나는 시점을 기준으로 하여 그 전과 후를 가리키는 말입니다. 태어나기 전이란 엄마의 몸속에 있을 때의 일이니 부모의 기운이 결정해 줍니다. 결국 타고난 수명을 살 수 있는 기운이어서 사람이 결정하는 게 아니라 하늘이 결정하는 것입니다. 사람의 명이 하늘에 달렸다는 것은 이것을 말합니다.

그리고 후천지기는 양식을 먹어서 소화하여 만드는 기운을 말합니다. 그러니까 선천지기는 어쩔 수 없지만 후천지기는 밥을 먹는 사람 자신이 어떻게 하느냐에 따라서 달라집니다. 수명은 하늘이 결정해주지만, 그것을 다 쓰느냐 못 쓰느냐는 자신에게 달렸다는 것입니다. 하늘이 준 수명도 다 못 살고 가는 것을 요절이라고 하죠. 하늘이 준 수명을 다 살고 가는 것이 사람의 가장 큰 행복인 셈입니다.

그런데 선천지기를 사람이 타고난 원래의 기운이라는 뜻으로 '원기'라고 합니다. 원기는 원음원양지기의 준말인데,[8] 콩

⑦   동양철학과 한의학, 215쪽.
⑧   동양철학과 한의학, 215쪽.

팥이 이를 관장합니다. 그래서 신장의 기운이라는 뜻으로 '신기'라고 합니다. 신장이 조정한다는 것을 보아, 이것은 하늘로부터 받은 인체 본래의 기운임을 알 수 있죠. 이것이 하초의 명문에 저장된 것입니다. 만약에 신장이 망가지면 하늘이 준 수명을 제대로 살 수 없다는 결론입니다.

그런데 신장은 정력을 주관하는 곳입니다. 따라서 정력이 약해졌다는 것은 이 신기가 약해졌다는 것이니 자신의 수명을 알아볼 수 있는 가장 중요한 지표입니다.

반면에 후천지기는, 태어난 후에 몸이 만들어내는 기운을 말합니다. 사람의 몸이 바깥에서 받아들이는 것은 두 가지입니다. 즉 공기와 음식입니다. 공기는 폐로 들어오고 음식은 입으로 들어옵니다. 이렇게 들어온 것을 몸속으로 보내어 에너지가 되도록 합니다. 입으로 들어온 것을 잘 반죽하여 그것을 액으로 만드는 것을 운화라고 하는데, 이것을 비장이 맡습니다.

이렇게 해서 만들어진 기운을 폐로 보내면 폐는 바깥에서 들어온 공기와 합쳐 핏줄을 통해 온몸으로 보냅니다. 생명을 유지하는 에너지죠. 이렇게 해서 생긴 기를 종기(宗氣)라고 합니다. 종짜는 마루 종짜로 크다, 뿌리가 된다는 뜻입니다. 종갓집이라고 할 때의 그 종입니다. 그러니까 몸을 주관하는 가장 중요한 기운이라는 뜻입니다. 이 기운을 동력으로 하여 곡기에서 만들어진 영기와 위기가 흐릅니다.(경락학 53-58쪽)

그런데 이 모든 기운은 삼초의 기운과 관련이 있습니다. 이 기운을 처음 전신으로 보내는 폐는 오장육부 중에서 가장 높은 곳에 있습니다. 그래서 삼초의 기능와 관련하여 가장 높은 곳에 위치한다 하여 상초라고 합니다. 특별히 여기에 머무는 기운을 높다는 뜻의 종기라고 하는 것입니다.

삼초는 원래 몸에 없는 장기입니다. 심포와 더불어 그 기능의 특수성 때문에 동양의학의 이론에서 아주 중요하게 사용하는 것이죠. 이들의 기능을 전제하지 않으면 풀리지 않는 의문이 너무나 많기 때문에 실제의 장기로 간주하고 인체에 접근하는 것입니다. 우리가 말하는 오장육부는 각기 존재하면서 자기 할일을 합니다. 그런데 이들은 누가 어떻게 하라고 하지 않아도 그 기능을 서로 주고받으면서 몸 전체를 유지합니다.

각기 존재하는 것들이 서로 주고받는다? 이렇게 되기 위해서는 이들을 매개해주는 어떤 기능을 상정하지 않을 수 없습니다. 이런 기능을 삼초로 설명하는 것입니다.

삼초는 크게 배꼽 아래, 배꼽, 가슴을 말합니다.(물론 다른 곳에서는 이 위치를 약간씩 다르게 잡기도 합니다. 배꼽, 가슴, 머리 같은 방식이죠) 높이의 위치에 따라서 상중하가 붙은 것이죠. 초는 불태운다는 뜻입니다. 사람은 온혈 동물이기 때문에 불로 삽니다. 그래서 몸을 덥히는 상태를 면밀하게 관찰하다가 이 삼초라는 개념을 만들어낸 것입니다. 같은 기운이라도 위치에 따라서 하는 일이 다릅니다. 그래서 앞서 말한 종기가 상중하 어느 곳에 작용하느냐에 따라 이름도 바뀝니다. 이렇게 됩니다.

상초 - 宗기 : 심폐
중초 - 中기 : 비위 간담
하초 - 元기 : 신장, 대소장

중기는 기가 오르내리는 것을 조정합니다. 비위 간담이라고 써 있는데, 이 장기가 이러한 기능을 담당하고 조정합니다. 이것을 승양, 승청 기능이라고 합니다. 맑은 기운을 올리고 탁한 기운을 내리는 것이죠.

이것이 잘 안 되는 사람은 맑은 기운이 머리로 올라가지 못해서 늘 머리가 띵하고 개운하지 않습니다. 기운이 위로 올라가지 못하니, 주로 아래로 늘어지는 병이 옵니다. 예컨대 위하수, 장하수, 장무기력증, 자궁하수, 자궁무기력, 치질 같은 것들이 모두 그런 원인에서 오는 병입니다. 이런 것들은 중기의 기능을 강화시켜 주면 대번에 효과를 봅니다.

특히 치질의 경우 중기에 해당하는 간담비위 기능을 회복시켜주면 치료가 잘 됩니다. 치질은 장 근육이 물러져서 내려앉는 것이기 때문입니다. 병원에서는 문제가 생긴 근육을 잘라내는 것으로 해결하죠. 그런다고 해결되지 않는 것은, 치질 수술을 한 사람들이 더 잘 알 것입니다. 무기력해서 잘라낸 부위는 다시 무기력해지기 때문입니다. 이렇게 무기력해져서 생기는 것을 중기하함이라고 합니다. 이런 사람은 백회혈을 찾아보면 움푹 꺼져 있습니다.

밥만 먹으면 곧장 화장실로 달려가는 사람이 있습니다. 이런 사람은 위하수가 된 사람입니다. 위가 축 늘어진 것을 한자로는 하수라고 합니다. 위하수죠. 위가 처지면 그 바로 밑에 가로로 걸쳐진 대장을 누릅니다. 대장의 가로결장이죠. 대장이 눌리니 똥이 마려울 수밖에요. 밥이 들어가면 그것을 위장이 탄력있게 받아들여서 주물럭거려야 하는데, 그렇게 하지 못하고 밑으로 축

처지는 것입니다. 위 경락에 침을 놓으면 대번에 달라집니다.

영기와 위기라는 것이 있습니다. 영기는 비위에서 만들어진 정기가 맥으로 들어가서 변화된 것입니다. 이 영기는 중초에서 나와서 상초인 폐로 들어가 각 경락을 따라 흐르면서 피가 되어 온몸에 영양을 공급합니다. 위기는 앞의 영기가 폐의 작용을 받아서 활성이 크고 흐름이 빠른 부분이 경맥의 밖으로 나와서 만들어진 것입니다. 위기는 살갗을 보호하여 사기의 침입을 막고 땀과 체온을 조절합니다.[9] 잘 때에는 밖으로 나오지만 잠들면 몸속으로 들어가서 영기와 교대를 합니다.

위기는 내 몸을 따뜻이 지키는 기운이어서 양입니다. 이것은 낮에 피부로 올라와서 윤택한 기운을 돌게 하고, 밤에는 몸속으로 들어가서 장기를 원활하게 돌아가게 합니다. 영기는 내 몸을 촉촉하게 해서 기능을 원활히 하는 기운이어서 음입니다. 낮에는 몸속으로 들어갔다가 밤이면 피부로 올라옵니다.

사람은 밤낮이 교체됨에 따라서 위기와 영기가 몸의 안팎으로 나들면서 거기에 알맞게 대응합니다. 낮에는 낮에 맞게, 밤에는 밤에 맞게, 정교한 시스템 변화를 추구하여 몸이 거기에 맞도록 작동하는 것이죠. 그런데 밤에 불을 켜놓으면, 몸이 낮인 줄 알고 이 기운을 바꾸지 않습니다. 혼란이 오는 것이죠. 원래 위기와 영기는 밤낮의 교대에 맞추어서 저절로 활동하는데, 밤낮이 뒤바뀐 상태로 생활하면 몸이 혼돈을 일으키는 것입니다. 이런 혼란이 잦으면 몸에 이상이 생깁니다.

....
[9]   침뜸의학개론 88–89쪽.

양의 기운인 위기가 밖으로 나오는 시간에 몸이 차가우면 위기가 밖으로 나오지 못하고 몸 안에서 열로 바뀌고 맙니다. 변비는 그래서 생기는 것입니다. 서양의학에서는 변비를 아무 것도 아닌 것으로 취급합니다만, 동양의학에서는 변비를 건강의 이정표로 생각합니다. 아침 정확한 시간에 똥을 누는 것은 그 사람의 건강을 알려주는 가장 중요한 지표입니다. 대장의 시간인 묘시에 똥을 누는 것이 가장 건강한 사람입니다.

아침에 몸이 따뜻한 것은, 위기가 표피로 나왔다는 것을 말합니다. 그래서 아침엔 몸을 따뜻하게 해주어야 합니다. 새벽에 일어나서 찬물로 샤워를 하는 사람이 있습니다. 날벼락 맞는 일입니다. 이렇게 샤워를 할 때는 반드시 목욕탕에서 나오기 전에 건포 마찰을 하여 피부에 열을 발생시켜주어야 합니다. 이렇게 하면 더욱 좋습니다. 그냥 찬물만 끼얹고 나오는 사람은 죽으려고 환장한 사람입니다.

기와 관련하여 잘 살펴야 할 것은 신장의 변화입니다. 신장은 근본에 영향을 줍니다. 그렇기 때문에 사람은 신장부터 약해져서 죽음에 이르게 됩니다. 신장이 뿌리라면 나머지는 가지나 잎사귀입니다. 그래서 신장을 고갈시키지 않고 보존하는 운동을 해야 한다는 것입니다. 그런 운동 중엔 활쏘기 같이 기를 길러주는 운동이 으뜸입니다.

우리가 정력이라고 하는 것은 신장의 기운을 말하는 것입니다. 이 정을 보존하는 것이 동양의 학문이 추구한 최대의 숙제입니다. 철학, 의학, 도학의 모든 방법과 연구가 이 비결을 찾아내는 것입니다.

정이 고갈될수록 다른 기능이 모두 영향을 받습니다. 정은 선천지기이기 때문에 하루아침에 형성되지 않습니다. 오랜 시간이 걸려서야 겨우 찔끔 만들어집니다.

사람의 인생에서 신장의 정기인 신정이 처음 나타나는 것이 침 흘리는 일입니다. 옛날을 돌아보면 애들은 누구나 침을 질질 흘렸습니다. 침이 바로 신정이 넘친다는 증거입니다. 그런데 요새는 그런 아이들이 거의 없습니다. 한결같이 깔끔하죠. 침을 질질 흘리면 바보라고 놀림을 받거나 부모님한테 지청구를 받지요. 깔끔해진 요즘 아이들은 신정이 부족한 것입니다. 도시환경에 살다보니 공해물질에 노출돼서 그렇습니다. 시골에 사는 아이들은 지금도 침을 질질 흘리는 아이들이 많습니다.

따라서 침은 신정과 직접 관련이 있기 때문에 뱉지 않는 것이 좋습니다. 젊은 것들이 길바닥에 침을 칙칙 하고 내쏘는 것은 신정이 넘치는 놈들이기 때문입니다. 따라서 침은 생명물질이라고 생각하고 소중하게 다루어야 합니다. 침은 특히 도가 계열이나 내단법에서 중요시여겼습니다. 그래서 이황의 활인심방에도 보면 머리를 두드리고 혀를 움직여서 침을 고이게 하여 몇 차례에 걸쳐서 나눠 마시는 방법이 나옵니다.[10] 바로 이런 까닭입니다.

마흔 이후엔 누구나 기가 부족하게 됩니다. 그래서 혈을 활성화시키면 기가 살아납니다. 서른 이전엔 경락 순환만 시키면 병이 잘 낫습니다. 원기가 있기 때문입니다. 서른 이후엔 혈액

[10] 한국 양생사상 연구 275쪽.

만드는 능력이 떨어집니다. 그래서 족삼리에 뜸을 뜨면 좋습니다.

생명의 나이를 셈할 때 여자는 7살 단위로 하고 남자는 8살 단위로 합니다.[11] 그래서 어려서는 남자보다 여자가 성장이 빠르고 똑똑한 것입니다. 여자는 7살 때 벌써 한 생의 한 단계를 마감하는데, 남자는 1년이 더 걸리거든요. 다시 두 단계로 가면 2년 차이가 나죠. 3단계로 가면 4년 차이, 이렇게 기하급수로 차이 납니다. 여자는 7의 배수인 14세 때 초경을 하고, 남자는 8의 배수인 16살 때 사정을 합니다.[12] 7의 7배수인 49세에 여자는 폐경을 하고 8의 8배수인 64세에 남자는 발정을 끝냅니다.

물론 요즘은 여러 가지 환경이 달라져서 아이들의 성숙도는 앞당겨지고, 노인들의 노화도는 늦춰졌지요. 그러나 동양 사람들의 바라보는 인생의 기본원리는 그렇다는 것입니다. 이것을 감안하여 삶을 바라보면 지금 내가 해야 하는 일이 무엇이어야 하는가에 대한 암시도 받을 수 있습니다. 50 이후에 신정이 고갈되기 시작합니다.

이삭 기의 실체에 대한 이야기가 나오면 봉한관을 말하지 않을 수 없습니다. 1970년대 북한의 김봉한이라는 학자가 '봉한관'이라는 것을 확인했다고 합니다.[13]

김봉한은 북한의 동의학에서 워낙 탁월한 능력을 보인 사람이었다고 합니다. 그래서 지금까지도 일본과 서양에서 김봉한의

---

[11] 남회근, 주역강의(신원봉 역), 문예출판사, 2005, 246쪽 ; 한방 이야기, 78쪽.
[12] 영추경, 이양편 357쪽에서 재인용.
[13] 공동철, 김봉한, 학민사, 1992.

이론을 토대로 경락의 흐름을 연구한다고 합니다. 이 사람은 원래 서울대를 나왔는데, 한국전쟁 때 월북을 했고, 거기서 동의학을 연구했다고 합니다.

그런데 김정일이 등극을 하면서 이 사람은 흔적도 없이 사라집니다. 정말 감쪽같이 사라집니다. 짐작컨대, 정치권에 파동이 일면서 정치권 인사와 함께 숙청이 되지 않았는가 합니다.

김봉한의 증발과 함께 봉한관이라는, 인류의 새로운 치료 영역을 열 뻔한 엄청난 발전의 계기가 물거품이 되어 사라졌습니다. 김봉한이 살아있을 때 이 견해에 가장 신랄한 비판을 한 사람들은 소련의 학자들이었다고 합니다. 시기 질투겠지요.

그 반론을 보면 그렇습니다. 요지는 이렇습니다. 경락은, 공기 중에 노출되면 사라지고, 사람이 죽으면 함께 사라진다는 것입니다. 그런데 김봉한은 그것을 사진 찍어 논문을 썼습니다. 이게 무엇을 뜻하는 것일까요? 결국은 살아있는 사람을 상대로 했다는 것이고, 생체실험을 했다는 뜻입니다. 이렇게 공격했다고 합니다.

진실은 알 수 없죠. 그러나 동종업계의 시기 질투로 인류의 삶이 한 차원 승화되는 기회를 망친 것은 분명합니다. 현재 봉한관을 확인하려는 시도는 계속되고 있다고 합니다.

2. 혈 액

혈액의 문제는 특히 여자한테서 두드러지게 반응이 나타납니다. 생리불순은 비장에 이상이 생긴 것입니다. 비장은 혈액을

만들거든요. 이 기능이 떨어지면 여자들은 민감한 변화를 나타
냅니다. 그래서 여자는 생리 하나만 보면 모든 병을 진단할 수
있습니다.

남자들은 혈액의 배출이 평생 거의 없습니다. 그래서 비장
의 지배를 덜 받습니다. 그러나 여자들은 달거리를 합니다. 비장
의 기능에 엄청난 영향을 받는 것입니다. 비장의 지배를 받는 것
이 여자의 삶이라고 할 수 있습니다. 남자는 주로 간에서, 여자
는 주로 비장에서 병이 많이 옵니다.

생식기 질환은 중초인 간담비위의 문제입니다. 비위는 전신
에 피를 골고루 보내는 작용을 하고, 간담은 피를 인체의 곳곳에
적절하게 보내주는 기능을 합니다. 많이 쓰는 곳에는 많이 보내
주고, 적게 쓰는 곳에는 적게 보내줍니다. 우는 아이에게 젖을
더 준다는 식입니다. 고르게 보내주려는 비위와, 필요한 곳에 더
보내주려는 간담은 그 기능상 서로 상충됩니다. 그래서 간담이
나 비위는 어느 한쪽에서 문제가 생기면 거의 동시에 안 좋아집
니다.

영기와 위기의 관점에서 보면, 피는 영이고, 기는 위입니다.
영은 맥 안을 흐르는 자양분을 취하고, 기는 맥 밖으로 흐르면서
호위한다는 뜻입니다. 따라서 음양의 영과 기는 늘 짝을 이루어
서 움직입니다.[14]

이삭 혈액을 말하면 암 얘기를 하지 않을 수가 없죠. 암을 치

....
[14] 양사영, 직지방, 이양편 355쪽에서 재인용.

료할 때 방사선을 많이 쬡니다. 이 방사선을 쬐면 가장 큰 문제는 정상 혈액이 제일 먼저 파괴된다는 것입니다. 암세포를 뚝 떼어 내어서 실험실에서 방사선을 쪼이면 암세포가 죽습니다. 바로 이 점을 가지고 사람에게 적용한 것이 방사선 치료법입니다.

그러나 문제는 암세포가 실험실이 아닌 사람의 몸속에 있을 때의 상황입니다. 실험실에서는 암세포에게 영양이 공급되지 않습니다. 사람의 몸과 분리된 상태니까 영양을 받을 수가 없죠. 그러나 몸속에 있는 암세포는 계속해서 영양의 공급을 받습니다. 이래서 몸속에다 쬐어서 암세포를 잡지만, 그 때뿐 곧 더 크게 확대되는 것은, 암세포가 살기 위해서 악착같이 영양을 빨아들이기 때문입니다. 암세포가 영양을 빨아들이므로 양분을 뺏긴 몸이 약해지는 것입니다.

방사선 치료에는 피를 파괴하기 때문에 그것을 보충해 주는 방법이 필요합니다. 인체가 피를 만들어내도록 도와주는 방법 중에 뜸보다 더 좋은 것이 없습니다. 족삼리, 삼음교, 현종에 뜸을 뜨면 방사선 치료 중에도 큰 도움을 받을 수 있습니다. 그리고 목 바로 아래의 대추 뼈를 바늘로 무수히 쪼면 조혈기능이 탁월하게 좋아집니다. 이런 침법을 산침이라고 합니다.

3. 진 액

진액은 몸속의 모든 액체를 말합니다. 침, 위와 장 속의 액, 눈물, 콧물, 오줌, 땀 이외의 모든 분비물이 다 이에 해당합니다. 진(津)은 맑고 묽은 것을 말하고, 액(液)은 걸쭉하고 끈끈한 것

을 말합니다. 둘 다 몸을 매끈하고 촉촉이 해주는 기능을 하는
데, 진은 주로 바깥에서, 액은 주로 안에서 이루어집니다.

이런 진액들은 위와 소장, 대장에서 흡수된 영양과 수분으
로 만들어집니다. 이것이 비의 운화작용으로 폐로 올라가서 온
몸으로 퍼지는데, 이 과정을 주관하는 것이 삼초입니다. 진액대
사의 통로는 삼초라고 보면 됩니다.

이 진액 대사가 제대로 안 되면 습, 담, 음, 적 같은 것이 생
겨서 기혈 순환을 방해합니다. 그로 인하여 병이 생깁니다.[15] 이
것들은 말은 다르지만 원래 같은 것이 점점 나빠지면서 바뀐 모
습들입니다. 습은 축축한 것이고, 담은 맑은 콧물 같은 것이고,
음은 가래 같은 것이며, 적은 단단한 돌덩어리 같은 것입니다.
몸이 차고 비위 기능이 떨어진 여성들은 배에 적이 있는 경우가
많습니다. 이것부터 풀어야 병이 낫습니다. 이런 것들은 침이나
뜸으로도 치료가 되지만 사혈을 해서 부항으로 뽑아내면 한결
빠릅니다.

진액대사는 몸이 바깥의 변화에 적응하려는 작용입니다.
그래서 날이 더우면 땀구멍이 열리면서 땀을 배출하여 몸의 온
도를 지키고 또 오줌을 배출합니다. 추운 날은 그 반대죠. 따라
서 몸이 우주 변화에 적응하는 과정에서 아주 중요한 작용을 맡
습니다.

침 같은 경우, 불로장생을 추구한 도가에서는 수련법에서
반드시 확인하곤 했습니다. 나아가 사람의 몸은 진액으로 근본

....
[15]   침뜸의학개론, 91쪽.

을 삼는다고 했고, 이중에서도 땀, 피, 눈물, 정액 같은 것과 달리 타액만은 다시 돌이킬 수 있다고 하여 양생의 보배로 여겼습니다.[16]

단전호흡이나 명상수련을 하면 가장 먼저 생기는 변화가 입안에 침이 흥건히 고이는 것입니다. 정신이 맑아지면 몸이 제 기능으로 돌아와 그렇게 됩니다. 반대로 정신이 긴장하고 황폐해지면 입안이 바짝바짝 탑니다. 나중에는 입술까지 타지요. 긴장을 할 때 저도 모르게 혀를 내밀어 입술에 자꾸 침을 바르는 것은 그런 까닭입니다.

이삭 뜸은 기운 생성에 좋습니다. 뜸만큼 생명연장을 시키는 것은 없습니다. 뜸은 무조건 크다고 해서 효과가 더 좋은 건 아닙니다. 쌀알만한 크기로 떠도 좋은 효과를 볼 수 있습니다. 그렇게 생긴 뜸 자국은 점처럼 남았다가 시간이 지나면 없어집니다.

뇌, 수(골수, 척수 등), 뼈, 맥관, 담, 자궁은 기항지부라고 해서 기능이 아주 특별합니다. 뇌는 심신이 담당하고 혈관은 심비가 담당하며, 담은 간 심 신이 담당합니다.

자궁은 간 비 신이 다 지나갑니다. 자궁 근종은 혈액 부족으로 배설을 제대로 못해 생긴 병이라고 봅니다. 생리의 양 즉 혈액의 정도를 보면 병을 알 수 있습니다. 여성의 모든 병은 자궁

---

[16] 한국 양생사상 연구, 143쪽, 주역참동계연설 ; 위백양, 참동계천유(주원육 천유, 이윤희 역주), 여강, 1994.

과 관련이 있습니다.

4. 사기의 성질과 병증

이번에는 몸에 침입하는 사기에 대해서 알아보겠습니다. 사기를 음양으로 나누면 양사와 음사로 나눌 수 있습니다.

양사 : 음을 소모시키는 기운 : 풍, 열, 조
음사 : 양을 소모시키는 기운 : 한, 습

① 풍사 : 궐음 풍목

풍사는 바람 풍자에서 보듯이 바람의 성질을 닮았습니다. 그렇기 때문에 가볍게 날리는 분위기를 지닙니다. 그래서 머리가 아프고 어지럼증이 납니다. 바람은 피부를 스치기 때문에 오싹한 느낌이 나고 땀을 흘립니다. 대개 병의 시작을 알리기 때문에 여러 가지 병을 동반하게 됩니다. 그래서 풍사를 백 가지 병의 우두머리라고도 표현했습니다.[17]

또 선행삭변이라고 해서, 병이 여기저기 돌아다니는 특징이 있습니다. 따라서 온몸을 돌아다니면서 아픈 병은 풍사라고 보면 됩니다. 성질이 변화무쌍하여 병도 갑자기 나타납니다. 기절한다든지, 인사불성이 되는 중풍 같은 것이 그런 병입니다. 몸이 갑작스레 떨리고 뒤집어지며 뒤틀리는 것(角弓反張)도 이런 것

....
[17]　침뜸의학개론, 96쪽. 이하 마찬가지.

에 해당합니다.

② 한사 : 태양 한수

한사는 추울 한이라는 글자에서 보듯이 성질도 땅과 물이 어는 겨울 분위기입니다. 병중에서 가장 많습니다. 응체주통이라고 해서 아픈 곳이 고정되고 극렬한 통증이 옵니다.

온혈동물인 사람이 추위의 침습을 받으면 우선 움츠러들어서 기가 잘 돌지를 못합니다. 그리고 몸속의 양기가 손상을 받아서 오한이 나고 사지가 차갑습니다. 그래서 찬 것을 싫어하고 따뜻한 곳을 찾습니다. 한사는 춥고 찬 것에서 온 병이기 때문에 뜸이 가장 좋습니다.

③ 서사 : 소음 군화

이것은 더운 열기를 말합니다. 특징이 불같기 때문에 위로 치솟아서 발산하는 성질이 있습니다. 더운 열기는 진액을 고갈시킵니다. 그래서 열이 납니다. 가슴이 답답하고 목이 마릅니다. 열기와 기운은 서로 원수여서 한 곳에 살지 못합니다. 그래서 몸에서 열이 나는 것을 병으로 간주하는 것입니다.

열은 습을 끼게 합니다. 무더운 날 에어컨을 틀면 유리창에 성에가 끼는 것과 같은 이치입니다. 그래서 더운 열에 습기까지 끼면 사지가 무겁고 늘어지고 가슴이 답답합니다. 특히 이 더위는 폐를 손상시킵니다.

④ 습사 : 태음 습토

습성중탁이라고 해서, 이 병에 걸리면 몸이 물먹은 스펀지처럼 무거워집니다. 중은 무겁다는 뜻이고 탁은 깨끗하지 못하다는 말입니다. 따라서 배설하는 아래쪽에 문제가 생깁니다. 자궁 근종은 습사로 인한 것이 대부분이고, 나머지가 한사에서 옵니다.

습은 물과 같이 음사에 속합니다. 특히 습사는 운화를 주관하는 장기인 비장을 손상시킵니다. 습병은 잘 낫지 않아서 치료 기간이 길어집니다.

⑤ 조사 : 양명 조금

조사는 성질이 건조하여 진액을 손상시킵니다. 몸 여기저기에 살갖이 트고 벗겨지는 건조한 증상이 나타납니다. 이 건조한 기운은 입과 코로 들어오기 때문에 폐를 잘 손상시킵니다. 그렇게 되면 폐의 본래 기능인 선발과 숙강 기능에 영향을 미쳐 마른 기침을 하고 숨이 차거나 가슴이 아픕니다. 끈적끈적한 담이 생겨서 뱉기가 어렵고, 어떤 때는 피가 섞여 나오기도 합니다.

⑥ 화사 : 소양 상화

화사는 열이 더욱 발전한 것입니다. 군화가 일으킨 뜨거운 열기 중에서 습기가 제거되고 쨍하는 빛이 따갑게 내리쬐이는 그런 분위기입니다. 특징은 열이 나고 위로 치솟는 성질이어서 얼굴이 벌게지거나 눈이 충혈됩니다. 붉은 반점이 생기고 피를 토합니다. 이 화사로 인한 열은 진액을 손상시킵니다. 입이 마르고, 찬 것을 좋아하고, 소변의 양도 적어집니다.

사다리 앞서 오행론에서도 계절을 다섯으로 나누어 설명했지만, 이 육기론도 1년을 육등분하여 각 절기에 오는 기운의 성질을 구분한 것입니다. 6기는 오행과 달리 양기가 음기로 바뀔 때 나타나는 자연 기운의 변화를 잘 나타냅니다.

겨울에 응축되었던 양기가 봄기운에 움직이면서 음기가 치우쳐 일어나는 것을 바람에 비유하여 '궐음풍목'이라고 한 것이고, 양의 기운이 천지에 가득하여 열기가 왕성하게 일어나는 기운을 불에 비유하여 '소음군화'라고 한 것이고, 무더운 기운 때문에 땅의 물기가 올라가 습한 기운이 생기는 것을 '태음습토'라고 한 것이고, 가장 무더운 여름에 음의 기운이 생겨 습한 기운이 사라지고 열기만 쨍쨍하게 남은 것을 '소양상화'라고 하고, 그 열기도 사그라지고 차가운 기운이 돌면서 건조해지는 것을 '양명조금'이라고 하고, 완전히 한기가 천지에 가득 차 무서리나 얼음이 되는 것을 '태양한수'라고 합니다.

이 여섯 기운이 사람의 몸에 큰 영향을 준다고 보는 것입니다. 특히 몸을 부모님으로부터 받을 때의 기운이 중요합니다. 바로 이때 그 사람의 체질이 결정되기 때문입니다. 따라서 어느 절기에 입태하느냐에 따라 그 사람의 체질이 결정되고, 따라서 체질을 결정할 때는 태어난 날보다는 입태한 날을 더 중요시합니다. 이렇게 결정된 선천 체질을 운기체질이라고 합니다. 사람의 질병은 어느 운기를 타고 났느냐에 따라 양상이 결정된다고 보는 것입니다.

우리나라에는 이 운기체질에 따라서 사람의 병을 진단하고 치료하는 방법이 옛날부터 있었습니다. 그리고 지금도 한의학의 한 갈래를 이루고 있습니다.[18] 소설이나 드라마에서 보면 의사에게 환자를 보이지도 않고 약을 지어오는 장면을 종종 볼 수 있습니다. 바로 이 운기체질에 비추어 그 사람의 타고난 체질에서 오는 병을 알아보고 처방을 하는 것입니다.[19]

이 부분은 사주팔자를 보는 명리학까지 동원되어야 하는 부분이므로, 이 정도에서 소개를 그칩니다. 명리학과 침의 관계는 천간상합법에서 잠시 거론할 것입니다. 요컨대 동양철학의 모든 갈래를 한 줄기로 꿰는 것이 음양오행설임을 확인하고 넘어가면 됩니다.

사다리 동양의 모든 이론은 주역에 바탕을 두고 있습니다. 무극에서 태극, 태극에서 음양 4상 8괘로 확산과 수렴을 반복하는 이 리듬은 이후 생활 속에 무수한 이론을 낳습니다. 그것이 후대로 내려오며 각기 다양한 이론으로 발전합니다. 음양론, 오행론, 육기론 모두 이런 주역의 변화와 알게 모르게 연관돼 있습니다. 음양의 전제는 태극입니다. 한 현상을 두 측면으로 조명한 것이 음양론입니다. 이처럼 한 측면을 다시 네 가지 변화로 조명하여 이 모두를 주관하는 요인과 결합한 것이 오행이고, 천지 안에서 벌어지는 양상을, 변화의 주체인 천지 자신을 제외한 나머지 여섯 가지 요인으로 조명한 것이 육기입니다.

당연히 오행은 4상과 관계가 있고 육기는 8괘와 관련이 있

[18] 윤미, 초창결(편집부 역), 음양맥진출판사, 1991.
[19] 유태우, 운기체질총론, 음양맥진출판사, 1994 ; 유태우, 운기체질 조견집, 음양맥진출판사, 1992.

습니다. 오행은 일년을 네 계절로 나눈 것이고, 육기는 여기서 한 발 더 나아가 24절기의 변화를 좀 더 세밀하게 파고들어 여섯 마디로 나누었습니다. 그래서 육기론에서는 다른 그 어떤 이론 보다 소우주인 인체의 변화를 파악하는데 역동성이 더 강하게 느껴지는 것입니다.

이삭 기 이야기를 마치며, 편작의 이야기를 하지 않을 수 없 습니다. 편작은 전국시대 사람으로, 『황제내경』 이전의 가장 훌 륭한 의학서적인 『난경』을 지은 사람입니다. 삼국지에 나오는 화타와 더불어 의성으로 여겨지는 사람입니다. 이 사람은 원래 여관에서 일하는 사람이었습니다. 그러다가 어느 날 사람의 몸 속을 훤히 들여다보는 능력을 얻게 되었다고 합니다. 줄거리는 다음과 같습니다.

편작은 발해군 막읍 사람으로 성은 진이고 이름은 월인이다. 젊어서 남의 객사에서 사장을 지냈다. 객사에 장상군이라는 은자 가 손님으로 와 있었는데 많은 사람들 중 오직 편작만이 장상군을 특출한 사람이라 여겨 언제나 그를 정중하게 대하였다. 장상군 역 시 편작이 보통 사람이 아니라는 것을 알았다. 장상군은 그가 객 사를 드나든 지 10여년이 되었을 때 은밀히 편작을 불러 둘만이 마주하고는 "비전의 의술을 알고 있는데 내 이미 나이 들어 그대 에게 전해주려 하네. 절대 남에게 말하지 말게."라고 하였다. 이 에 편작은 "그렇게 하겠습니다."라고 하고 공손하게 대답하였다. 이리하여 장상군은 품속에서 약을 꺼내어 편작에게 주면서 "이 약을 땅에 떨어지지 않은 깨끗한 이슬이나 빗물에 타서 마신 후 30일이 지나면 사물을 꿰뚫어볼 수 있게 되네."라고 하였다. 그리고는 비전의 의서를 전부 꺼내어 편작에게 주고 홀연히 모습을 감추었다. 아마도 그는 인간이 아닌 듯하였다. 장상군의 말대로 약을 복용한 지 30일이 지나자 편작은 담 너머에 있는 사람들이 보이게 되었다. 이러한 재주로 병자를 진찰하니 오장 속 병근이 있는 부위를 훤히 볼 수 있었다. 그러나 겉으로는 맥을 짚어서 아는 양하였다.[20]

그런데 사람들이 이 대목을 말하는 태도를 보면 이것을 단순한 비유로 읽곤 합니다. 탁월한 치료 능력을 이렇게 표현했다는 식입니다. 그러나 이것은 비유가 아니라 실제상황으로 보아야 합니다. 사람에게는 보통 사람이 상상할 수도 없는 능력이 있어서 그것이 나타날 때가 있습니다.

예컨대, 왜정 때의 유명한 선승인 만공선사는, 한창 참선할 때에 투시능력이 나타났다고 합니다. 그래서 동네 사람들이 소를 잃어버리면 만공스님을 찾아왔고, 만공은 눈을 감은 뒤에 그 소가 있는 위치를 알아서 동네 사람들에게 알려주었다고 합니다. 그러나 스승인 경허선사한테서 '이런 것 역시 깨친 사람의 경지에서는 요망하고 괴이한 일이니 절대로 하지 말라' 는 꾸지람을 들은 뒤로는 그쳤다고 합니다.[21]

이런 사례를 보면 편작이 사람의 몸속을 훤히 들여다보았다

[20] 사마천, '편작창공 열전', 사기 열전(정범진 외, 옮김), 까치, 1995, 687쪽.
[21] 한중광, 경허-길 위의 큰 스님, 한길사, 1999, 214쪽.

는 것은 결코 과장이나 비유가 아님을 알 수 있습니다. 실제로 이런 능력을 전제로 하지 않으면 몸 전체를 흐르는 기의 체계를 알기 어렵습니다. 그 능력을 전제로 해야만, 경락과 경혈을 침으로 찔러서 병을 고치는 침뜸의 비밀이 풀립니다.

보통사람들이 할 수 없는 이런 능력은 기 수련을 할 때 나타나는 현상입니다. 기 수련을 오래 하면 기가 스스로 몸속으로 도는 것을 확신하게 되고, 그 기의 움직임이 커질수록 남들이 알 수 없는 여러 가지 능력이 뒤따라 생깁니다. 편작이 어느 날 투시능력을 갖게 되었다는 이야기는, 스스로 노력하는 중에 누군가 그런 능력이 나타나도록 지도해 주었다는 것을 뜻합니다. 장상군에게서 받은 약이란 선가에서 말하는 내단이나 외단의 상징일 것입니다.

실제로 기가 움직이기 시작하면 그것을 이용하여 다른 사람을 치료할 수 있습니다. 치료 방법은 침과 거의 흡사합니다. 기를 가늘게 쏘아서 혈을 찌르는 수도 있고, 넓게 뿌려서 몸 전체의 균형을 맞추는 수도 있습니다. 아이들이 배 아프다고 할 때 엄마들이 엄마손 약손 하며 쓰다듬어주는 것도, 내막을 알고 보면 그런 것의 일종입니다. 아픈 사람의 몸속에 내쪽의 기운을 넣어서 저절로 도는 기의 힘과 양을 늘리는 것입니다. 그러면 몸속에 막혔던 경락이 뚫리면서 치료가 됩니다.

기 수련을 하는 사람들은, 기의 흐름에 민감하기 때문에 침을 찔러놓고 기다리면 기가 경락을 따라 도는 것을 몸소 느낍니다. 이런 느낌이 없다면 경락과 혈을 이용한다는 발상 자체가 어려웠을 것입니다. 따라서 편작이 사람의 몸을 투시하게 되었다는 것은, 단순히 과장이나 비유라고 할 수도 있지만, 실제 상황일 수도 있습니다.

　믿기 어렵나요? 믿거나 말거나 그건 자유입니다만, 기 이야기를 할 때 맨 앞에서 사람들이 세 부류의 반응을 보인다고 노자가 했던 말을 기억할 것입니다. 안 믿는 사람에게는 믿을 수 없는 일이지만, 사람의 능력으로는 안될 일이 없다는 것을 믿는다면, 굳이 이런 이야기들을 황당하다며 비웃을 필요는 없습니다. 비웃음은 자신의 한계를 드러내는 일입니다. 구원은 늘 그 한계 밖에서 옵니다.

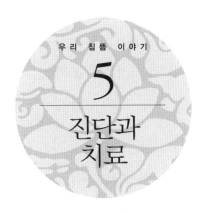

자연의학은 내 몸의 힘을 키워서 병사를 물리치는 것을 말합니다. 치료를 하다 보면 오히려 통증이 더 심해지는 경우가 있습니다. 그러면 환자들은 대부분 돌팔이라고 욕하며 떠나갑니다. 그런데 이런 증상은 몸에 병에 대한 저항력이 발생해서 생기는 현상입니다. 통증이 심할수록 몸의 저항력은 큰 것입니다. 그래서 생전 감기 한 번 안 걸리던 사람이 한 번 몸살을 앓으면 아주 심하게 앓습니다. 이것은 외부의 사기가 침입했을 때 몸속의 저항이 그만큼 격렬하다는 증거입니다. 좋은 것이죠.

거꾸로 골골거리면서도 큰 고통을 호소하지 않는 사람들이 병을 고치기가 더 어렵습니다. 그래서 침을 맞고 병이 움직여서 통증이 더 커지면 오히려 고쳐질 가능성이 더욱 커진 것이라고 보면 됩니다. 사람이 외출을 해서 골짜기와 산을 두개 넘어갔으면, 돌아올 때도 마찬가지로 두개 넘어야 됩니다. 병도 이와 같습니다. 몸 본래의 상태로 돌아가려면 떠나온 그 만큼의 과정을 겪어야 합니다. 따라서 통증이 강할수록 고치기가 쉽고, 아픈 듯 만 듯한 사람은 고치기가 가장 어렵습니다.

통증이 완전히 사라질 때까지 오래도록 기다려야 합니다. 그 전에 뽑으면 효과가 별로 없습니다. 아프다고 호소해도 그냥 두어야 합니다. 침을 꽂고서는 다음과 같은 현상이 나타날 때까지는 침을 뽑지 않아야 합니다.

① 통증이 있다가 서서히 없어진다.
② 단전에서 호흡이 일어나는지 확인한다.
③ 만성은 발이 따뜻해졌는지 확인한다.

완치란, 통증이 사라진 것이 아니라, 몸이 균형을 유지할 수 있는 에너지를 회복한 것을 말합니다. 통증 치료의 2배 정도는 더 치료해야 균형 에너지를 회복할 수 있습니다. 통증이 사라지는데 치료가 3회 걸렸다면, 다시 3회를 더 치료해야 균형력까지 회복한다는 말입니다. 치료의 목적은 치병이 아니라 치미병(나타나지 않은 증상)까지 완전 치료하는 것입니다.

이제부터는 진단법과 그에 따른 처방법을 간단한 것부터 알아보겠습니다.

1. 혈 진단법

① 혈자리 누르기

가장 간단한 것은 경락을 따라가면서 일일이 혈을 눌러보는 혈자리 누르기입니다.

그러면 유난히 아픈 혈이 나타납니다. 예를 들어, 소화가 잘 안 된다고 하면, 위장 경락의 혈 자리를 발가락에서부터 차례로 눌러보는 것입니다. 그러면 아픈 곳이 나타나는데, 그 자리에다가 표시를 해둡니다. 그리고 아픈 혈 자리를 모두 찾은 뒤에 표시한 혈마다 침을 찌르는 것입니다. 귀찮고 복잡하지만, 가장 확실한 방법입니다.

먼저 병난 곳에 어떤 경락이 지나가는지 확인한 다음에 그 경락의 혈들을 일일이 눌러봅니다. 그리고 아프다고 하는 혈에 침을 찌릅니다. 침에서는, 진단 자리가 곧 치료 자리입니다. 아픈 곳을 찾아서 찌르면 치료가 된다는 것입니다.

② 원혈 진단

원혈이란, 그 장부의 원기가 모이는 혈이라는 뜻입니다. 생명력과 활기를 돋우는 삼초의 기가 각 경에 나타나는 곳입니다.[1] 따라서 이 혈들은 각 장부마다 1개씩 있습니다. 그리고 손목과 발목에 주로 몰려 있습니다. 이곳을 눌러보면 상태가 안 좋은 장부의 원혈에 심한 통증이 나타납니다.

원혈은 각 경락의 가장 중요한 혈입니다. 병이 발생하면 이곳이 가장 민감하게 반응하고, 이곳을 거쳐서 몸으로 들어갑니다. 그래서 원혈을 제일 먼저 다스립니다.

손목과 발목에 있는 원혈을 알아보면 아래와 같습니다.

----

[1] 침뜸의학개론, 206쪽.

원 혈

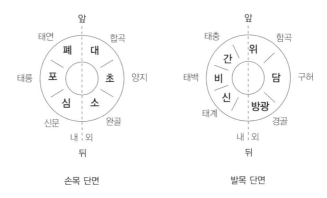

손목 단면   발목 단면

　　원혈은 특별히 중요하니, 그 위치를 자세히 알아보겠습니다. 원혈은, 대부분 손목과 발목이 접히는 자리나 그 근처에 몰려 있습니다. 혈은 대부분 뼈와 뼈 사이에 있기 때문에 뼈가 접히는 마디 부분에 혈 자리가 많습니다.

　　먼저 손목을 봅니다. 태연은 폐의 원혈입니다. 손목 안쪽의 접히는 곳에 엄지손가락 쪽으로 맥이 뛰는 자리가 있습니다. 맥 뛰는 그곳이 태연입니다.

　　태릉은 심포의 원혈입니다. 주먹을 쥐엄쥐엄 해보면 생명선이 끝나는 곳에서 손목을 건너가면서 굵은 인대가 2개 생깁니다. 그 인대 사이의 손목 자리가 태릉입니다.

　　신문은 심장의 원혈입니다. 손목의 새끼손가락 쪽을 더듬어 보면 인대가 더듬어집니다. 그 인대 안쪽이 신문입니다. 그 인대 안쪽을 따라서 팔꿈치 쪽으로 심장혈 4개가 나란히 있습니다. 신문, 음극, 통리, 영도가 그것입니다. 그래서 신문에서 찔러서 침을 누인 다음에 살가죽 밑으로 인대를 따라서 밀어 넣습니다.

5cm짜리 침이 다 들어갑니다. 침 하나로 네 혈을 모두 찌르는 것입니다.

합곡은 대장의 원혈입니다. 엄지와 검지의 뿌리가 만나는 뼈 사이에 있습니다.

양지는 삼초의 원혈입니다. 주먹을 쥐엄쥐엄 해보면 손등에 인대 세 개가 나란히 일어나고, 그 세 인대는 검지 중지 약지로 연결되는데 손목으로 오면서 한 군데로 합쳐집니다. 합쳐지는 그 인대 바깥 자리입니다.

완골은 소장의 원혈입니다. 새끼손가락에서 등배금을 타고 주욱 올라가다 보면 손목으로 건너가기 직전에 볼록 뼈가 만져집니다. 그 뼈를 넘어가기 직전에 완골이 있습니다. 그 뼈를 넘어가면 양곡이라는 혈입니다.

태충은 간의 원혈입니다. 손에서 대장의 원혈인 합곡을 찾는 방법을 발에 적용시키면 됩니다. 즉 엄지와 검지 두 발가락의 뼈가 발등에서 합류하는 사이에 있습니다.

태백은 비장의 원혈입니다. 엄지발가락에서 등배금을 타고 가다 보면 발로 넘어가면서 볼록 뼈가 나타납니다. 그 볼록 뼈를 넘어서자마자 태백이 있습니다.

태계는 신장의 원혈입니다. 안쪽 복사뼈 중심과 아킬레스건 사이의 1/2 지점에 있습니다. 복사뼈의 뒤쪽이라고 보면 됩니다.

함곡은 위의 원혈입니다. 원래는 충양이 원혈인데, 이 혈은 뼈 위에 있어서 침을 놓기가 아주 어렵습니다. 그래서 함곡을 대신 쓰는 것입니다. 태충을 먼저 찾고 함곡을 찾으면 편합니다. 발등의 태충에서 뼈 하나를 건너면 2지와 3지의 뼈가 합류하는

데, 그 사이가 함곡입니다.

구허는 담의 원혈입니다. 바깥 복사뼈 밑을 더듬어보면 발가락 방향으로 쏙 들어간 부분이 있는데 그곳입니다. 맞은편의 조해 혈을 향해 찌르면 침이 자루만 남고 다 들어갑니다.

발목 부근에 있는 방광의 혈은 곤륜인데, 더 아래쪽의 경골을 원혈로 씁니다.(곤륜은 태계의 맞은편입니다. 즉, 바깥 복사뼈 중심과 아킬레스건 사이의 1/2지점인데, 안쪽이 태계이고 바깥쪽이 곤륜입니다.) 새끼발가락에서 등배금을 따라가면 발가락을 건너자마자 볼록 뼈가 하나 나오고, 다시 조금 더 가면 볼록 뼈가 하나 더 나옵니다. 바로 그 두 번째 볼록 뼈의 앞뒤로 경골이 있습니다. 그 볼록 뼈를 건너기 전과 건넌 뒤의 자리 두 군데를 눌러보면 더 아픈 곳이 있습니다. 더 아픈 곳을 혈로 삼습니다.[2]

이상은 경락에서 찾아서 일일이 확인해야 합니다. 가장 아픈 혈의 장부를 찾고, 그에 해당하는 경락 몇 군데에 침을 놓으면 통증이 금세 줄어듭니다.

이삭 합곡과 태충은 개혈이라고 합니다. 침을 처음 놓을 때 몸에게 이제부터 침을 놓을 테니 준비하라고 알려주어야 하는데, 그곳이 바로 손발에 있는 이 혈입니다. 그래서 개혈이라고 하는 겁니다. 양쪽 모두 합쳐 넷이기 때문에 4관이라고 하지요. 넷이니까요. 사관을 튼다고 합니다. 아이들은 이곳에만 놓아도

----

[2] 강화주 편저, 종합 침구학, 한성사, 1994.

웬만한 병은 낫습니다.

곡지(대장경)와 족삼리(위경)는 기를 내리는 작용을 합니다. 기가 역류한 사람은 이곳에 놓으면 가라앉습니다. 침을 맞겠다고 찾아오는 사람들은 거의가 기의 흐름이 좋지 않은 사람들입니다. 내려가야 할 기가 내려가지 않아서 머리가 지끈지끈 아프죠. 그러니 우선 이곳부터 찔러놓기만 해도 상태가 좋아집니다.

삼음교는 다리로 흐르는 간 비 신 세 경락이 교차한 자리입니다. 세 경락이 한 군데를 통과합니다. 안쪽 복사뼈에서 3촌 위에 있습니다. 현종이라는 혈과 맞보고 있죠. 손에 해당하는 혈은 내관(심포경)이라는 혈입니다. 골수에 문제가 있는 사람은 삼음교에 뜸을 뜨면 됩니다.

좌의 양지혈은, 인체의 3/4에 해당하는 곳의 림프액을 주관하는 혈로 밝혀졌습니다. 따라서 자율신경계 조절이나 호르몬에 문제가 생긴 사람은 이곳 왼손 양지혈에 뜸을 계속 뜨면 대단한 효과를 봅니다. 일본 침구사 사와다가 발견한 것입니다.

③ 유혈 진단

유혈진단은, 등의 유혈로 진단하는 방법입니다. 등뼈 양옆을 주먹으로 두들기며 내려갑니다. 그러다 보면 유난히 아픈 부위가 있습니다. 그 아픈 부위의 혈을 찾아서 확인하면 무슨 장부인지 알 수 있습니다. 간단하면서도 아주 쉽게 활용할 수 있습니다.

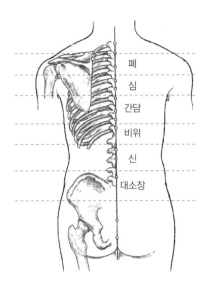

폐

심

간담

비위

신

대소장

등에는 견갑골이 있습니다. 양 견갑골의 아래쪽까지를 한 단위로 하여, 견갑골 절반 위쪽은 폐, 절반 아래쪽은 심장입니다. 양쪽을 두드려봐서 왼쪽이 아프면 해당 장기의 그 경락에 침을 놓으면 됩니다. 즉, 등뼈 바깥인 왼쪽 폐 자리가 아프면 왼쪽 폐에 이상이 있는 것이니, 왼쪽 수태음 폐경을 찾아서 침놓으면 되고, 오른쪽 폐 자리가 아프면 오른쪽 폐경을 찾아서 찌르면 됩니다.

견갑골 밑으로 내려갑니다. 허리뼈의 양쪽으로 두들겨 내려가면 됩니다. 견갑골 바로 밑은 간담, 그 밑은 비위, 그 밑은 신장, 맨 밑 골반 바로 위쪽은 대장 소장입니다.

등뼈의 양쪽을 두드려 내려가면서 아픈 곳을 확인하면 해당 장기가 있습니다. 그 장기의 경락을 따라 침을 놓고 다시 그 자리를 두드려보면 통증이 현저히 가라앉습니다. 몸이 좋아진다는 증거죠.

　몸이 이런 반응을 보이는 것은 등에 있는 유혈 때문입니다. 유혈은 방광경락입니다. 방광경은 대추 혈에서 둘로 갈라져서 등뼈에서 바깥으로 1.5촌 되는 지점과 3촌 되는 지점으로 내려갑니다. 그러면서 각기 오장육부를 관장하는 혈이 있습니다. 장부에 이상이 생기면 바로 그 장기의 유혈이 반응하는 것입니다. 등을 두드리면 그 자리가 아픕니다.

사다리　유혈은 음을 중심으로 치료합니다. 음이란 장부 중에서 장을 말합니다. 오장. 만성질환이나 허증에 유혈을 이용하고, 음이 고갈되었을 때에 이 유혈을 이용합니다. 사람이 아프면 등을 두드리고 누르는데, 꼭꼭 누를 때 아픈 곳은 실증입니다. 이 실증이 오래 되면 허증으로 변합니다. 허증은 누르면 시원합니다. 그래서 등줄기를 눌렀을 때 시원하면 그것은 병이 아주 많이 진행된 것입니다. 마사지를 받으면서 아픈 사람보다는 시원한 사람이 몸이 더 안 좋은 것입니다.

　음중구양, 양중구음이라는 원리가 있습니다. 음에서 양을 구하고 양에서 음을 구한다는 말입니다. 예컨대 방광경은 등에 가득 퍼져 있습니다. 침을 수백 개 꽂을 수 있습니다. 그러나 단한 방으로 이 방광을 잡는 수가 있습니다. 방광은 양인데, 그 짝인 음에 해당하는 장기인 신장의 신유라는 혈은 등에 있습니다. 그 신유를 찌르면 방광을 통째로 잡을 수 있는 것입니다. 방광은 양이고 신장은 음이죠. 방광을 잡기 위해서 신장혈을 다스린다는 겁니다. 양중구음이죠. 모든 것이 이렇습니다.

④ 모혈 진단

유혈이 등에 있다면 모혈은 배에 있습니다. 그래서 복모혈이라고도 합니다. 모혈은 모인다는 뜻으로, 경락의 기가 모이는 곳입니다. 사기가 몸에 침입하면 먼저 양경락이 반응을 하는데, 반응을 처음 보이는 곳이 모혈입니다.[3]

그래서 각 장부의 모혈을 눌러보면 병이 들어오는 정도를 알 수 있습니다. 사기가 침입하면 해당 장부의 모혈 자리가 아프거나 딱딱해지고, 어떤 경우에는 아주 민감해지기도 합니다. 따라서 모혈을 눌러서 병을 확인할 수 있습니다. 모혈은 배와 옆구리에 있습니다. 다음과 같습니다.[4]

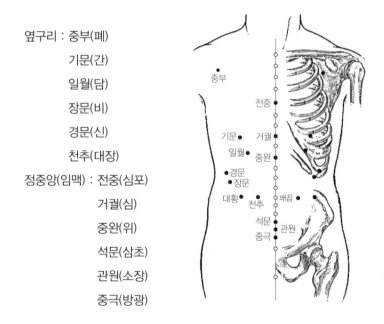

옆구리 : 중부(폐)
　　　　기문(간)
　　　　일월(담)
　　　　장문(비)
　　　　경문(신)
　　　　천추(대장)
정중앙(임맥) : 전중(심포)
　　　　　　거궐(심)
　　　　　　중완(위)
　　　　　　석문(삼초)
　　　　　　관원(소장)
　　　　　　중극(방광)

---

③　침뜸의학개론 209쪽.
④　임상실용 종합침구학 43쪽.

유혈에서 진단하기 좋은 것은 오장입니다. 음인 오장의 반응은 양인 등의 유혈에서 잘 나타납니다. 이와 반대로 양인 육부의 반응은 음인 배에서 잘 나타납니다. 그래서 양의 병증을 모혈에서 확인하는 것이 좋습니다. 모혈과 유혈은 그렇게 이용합니다.

2. 경락의 동기 관계 : 세 통로 진단법

이제부터는 지금까지 배운 이론을 토대로 새로운 차원으로 나가보겠습니다. 지금까지는 원론에 가까웠다면 이제부터는 이러한 원론들이 서로 합치고 엮이면서 또 다른 차원으로 눈을 열어주게 됩니다. 이제부터는 침구학의 현란한 이론 속으로 들어가서 그것이 현실 속에서 딱 맞아떨어지는 신비한 체험을 하게 됩니다.

경락은 오장육부에 배당되어 따로 길을 이루고 있지만, 이것들은 서로 관련이 있습니다. 그 관련의 맥락을 찾아서 치료하는 법을 알아보겠습니다. 먼저 동기관계를 살펴보겠습니다. 이런 이론을 살펴보면 침이 정말 신통방통한 것이라는 생각을 거듭하게 됩니다. 경락상 전혀 관계가 없는 혈을 찌르는데도 통증이 가시고 낫습니다. 이렇게 된 데는 그런 통로를 알아냈기 때문이고, 그런 통로를 알아낸 침 선배들의 신비한 감식안이 있었기 때문입니다.

피부의 표층으로 올수록 양경락이 많습니다. 방광경은 몸통의 뒷면 전체를 뒤덮고 있습니다. 양상이 이렇기 때문에 여기서는 치료원칙을 양경락에 두고 하게 됩니다. 즉 양경락만 다스려도 우리가 흔히 보는 병들은 거뜬히 치료된다는 것입니다.

앞서 경락의 세통로에서 배웠듯이 경락은 크게 몸의 앞, 뒤, 옆을 지배합니다. 이것을 알면 어떤 사람에게 몇 가지 동작만 해보라고 해도 우리는 쉽게 그 사람의 병을 알 수 있습니다.

먼저 차려 자세로 목을 좌우로 기울여보라고 합니다. 머리가 잘 넘어가면 문제가 없지만, 대부분의 사람들은 균형이 약간 깨져서 머리가 어느 한쪽으로 잘 넘어가지 않습니다. 왼쪽으로 더 안 넘어가면 오른쪽 목 근육이 경직되었다는 얘기죠? 오른쪽 목의 근육이 문제가 있으니까 왼쪽으로 머리를 넘길 때 안 넘어가는 겁니다.

그렇다면 이 사람은 측면부의 병이 있는 사람입니다. 측면부의 병을 관장하는 장부는 무엇인가요? 포-초-담-간이죠. 여기서 장인 심포와 간을 빼면 부인 삼초 담만 남는데, 여기서는 양경락 중심으로 치료하는 방법인 삼초경과 담경을 다스리면 목이 어느 한 쪽으로 잘 안 넘어가는 증상은 아주 간단히 해소됩니다. 삼초는 손의 바깥쪽으로 흐르고, 담은 다리의 바깥쪽으로 흐릅니다. 둘 다 손과 발에 있는 소양경이죠. 이런 식으로 진단하는 겁니다. 목을 구부리라고 시켜보고, 또 상체를 앞으로, 뒤로, 옆으로 숙여보라고 합니다. 그러면 구부리기 어렵거나 땡기는 곳이 더 심한 쪽에 이상이 있는 겁니다. 이상이 있는 방향의 경락을 침 놓으면 치료됩니다. 이상을 정리하면 이렇습니다.

전면부는 양명 이상 – 젖힐 때 앞쪽이 아픈 경우

측면부는 소양 이상 – 구부릴 때 옆쪽이 아픈 경우

후면부는 태양 이상 – 수그릴 때 뒤쪽이 아픈 경우

목, 허리, 발 모두 마찬가지로 진단하면 됩니다. 그리고 거기에 상응하는 중요 혈을 소개하면 다음과 같습니다.

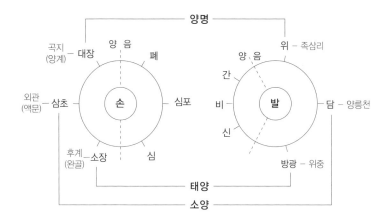

앞으로는 잘 구부려지는데 뒤로는 잘 안 젖혀지는 사람은 신체의 앞쪽에 이상이 있는 사람입니다. 젖히려고 하면 땡기면서 통증이 오죠. 신체의 전면부는 폐-대-위-비가 담당합니다. 이 중에 양경락은 대장과 위입니다. 이 둘은 양명에 속하면서 대장은 손에 흐르는 수양명이고, 위는 발에 흐르는 족양명입니다. 이럴 때는 이 둘 중의 하나를 다스려 줍니다. 그러면 침을 꽂자마자 목이 뒤로 더 넘어갑니다. 신비한 일이죠.

그런데 더 기가 막힌 것인 다음입니다.

예를 들어 위장 장애가 있는 사람이 있습니다. 이런 사람은 대부분 몸의 앞쪽 여기저기에 누르면 아픈 통점이 있습니다. 다리에 통증이 있는 사람을, 다리에다가 침을 놓지 않고, 같은 편의 손에다가 침을 놓는 겁니다. 언뜻 보면 서로 상관이 없을 듯한데, 대번에 효과가 납니다.

이것은 다리의 위경락과 손의 대장경락은 서로 성질이 같은 양명이기 때문입니다. 그래서 같은 양명은 손과 발 구별없이 어느 것을 다스려도 듣는 것입니다. 이런 관계를 동기관계라고 합니다. 기운의 기질이 같다는 말입니다.

따라서 이런 관계를 이용하는 방법은 많은 침을 찌를 필요가 없습니다. 대개는 서너 개만 찌르면 됩니다. 앞서서 배운 침 이론에 의하면 경락을 따라 주욱 꽂으면 되는 가장 단순한 방법입니다. 그러나 여기서는 그런 단순성을 넘어서 몸속의 복잡한 성질관계를 이용하여 가장 필요한 혈 몇 개만 간추려서 놓는 것입니다. 이런 방법이, 침을 많이 놓을 때보다 훨씬 더 큰 효과를 발휘하는 수가 많습니다.

각 혈에는 그 혈만의 특징이 있습니다. 사람의 얼굴이 모두 다른 것과 같은 원리입니다. 그래서 많이 찌르면 몸이 어느 경락의 말을 들어야 할지 혼란을 일으켜서 오히려 효과가 반감되는 수가 생깁니다. 그래서 침은 그 증상에 꼭 필요한 혈만을 취해서 최대한 적게 놓는 것이 실력이고 환자를 위해서도 좋은 일입니다. 그것이 되려면 환자의 병이 어디서 왔는가 하는 것을 정확히 보는 안목이 필요합니다.

따라서 같은 경락이라고 하더라도 각 혈을 눌러서 아픈 곳만을 골라 찌르는 것이 가장 좋은 효과를 냅니다. 간환자의 경우

간 경락을 따라서 혈을 눌러보면 모든 혈이 다 아픈 것이 아닙니다. 간의 혈 중에서도 몇 군데만 유난히 아픕니다. 바로 그 혈을 확인하고서 놓으면 효과가 좋습니다.

현재의 문제는 어디서 왔을까 그 관계를 생각하는데 시간이 걸리고, 그것을 아는 것이 경락의 관계를 아는 것입니다. 각 경락이 상호작용하는 관계를 아는 것이 중요합니다. 특히 만성병은 치료를 하면 병이 치료되면서 원래 아픈 곳이 다른 부위로 옮겨갑니다. 위의 방법으로 몸을 구부려서 진단을 하는 경우, 며칠 치료한 후에 몸을 움직여보라고 하면 덜 구부러지는 쪽이 바뀝니다. 그러면 병이 이동한 것입니다. 따라서 그것을 따라가서 치료해야 합니다. 계속 이런 식으로 하면 병은 자신이 왔던 길로 되돌아가서는 마침내 몸 밖으로 나갑니다.

이삭 치통은 양명경에 열이 있고, 또 신장이 허해서 생기는 현상입니다. 따라서 양명경인 대장과 위를 다스리면 잇몸의 피라든가 치통 같은 이빨의 병은 호전됩니다.

활쏘기는 어느 한쪽으로 많이 몸을 비틉니다. 활쏘기뿐이 아니라 모든 운동이 그렇지요. 그래서 자세가 한쪽으로 돌아가기 쉽습니다. 이럴 경우 대맥을 다스리는 다리의 임읍을 찌르고 외관을 추가하면 몸이 곧바로 돌아옵니다.

임읍은 특히 대맥을 주관하는 혈로, 여기에 침을 찌르면 기 수련이나 기 운동을 하는 사람들은 기운이 허리둘레로 한 바퀴 도는 것을 느낄 수 있습니다. 태극권을 하는 분들에게서 몇 차례 그것을 확인했습니다. 침을 모르는 분들인데도 먼저 그런 느낌을 말하곤 합니다.

동기관계라고 하니까 문득 떠오르는 일이 하나 있습니다. 우리 어머니가 어느 날 턱이 아프다는 것입니다. 참외를 먹으려고 입을 크게 벌렸는데, 다물 때마다 아프다는 것입니다. 갑자기 생긴 통증은 염증인 경우가 많아서 짧은 지식으로 염증일 거라 생각하고 수양명 대장경의 혈자리를 몇 군데 눌렀더니 수오리와 상렴에 통증이 심합니다. 그래서 그곳에 침을 놓고 아시혈로 턱 근처에 몇 개 찔렀습니다. 그리고 아무래도 턱을 움직이는 근육의 이상이어서 근회혈인 다리의 양릉천을 추가했습니다. 다음날 일어나시더니 통증이 거의 다 사라졌다는 것입니다. 그래서 그날 한 번 더 똑같이 침을 맞으시고는 다음날 완전히 나았습니다.

나중에 안 일이지만, 턱은 위경이 지나는 곳이어서 위장 이상이었습니다. 그러니 왕초보의 지식으로 위경을 다스려야 할 것을 엉뚱한 곳을 다스린 것입니다. 그런데 제가 다스린 대장경락은 위경과 같이 양명에 속하는 경락입니다. 대장과 위는 동기관계죠. 그래서 직접 위경을 다스릴 때만큼은 못했지만, 대장경락에 침을 놓았어도 효과가 났던 것입니다. 뒷걸음질 치는 황소가 개구리 잡은 셈이 됐지만 어쨌거나 병을 고쳤습니다.

3. 오행의 상생과 상극

앞서 몇 차례 거론한 오행의 문제가 이곳에서 다시 나왔습니다. 먼저, 도설을 다시 살펴보겠습니다.

	목	화		토	금	수
음	간	심	심포	비	폐	신
양	담	소장	삼초	위	대장	방광

　　음양은 하늘의 7요 중에서 해와 달이 지구에 미치는 영향이라고 했고, 오행은 나머지 다섯 별이 지구에 미치는 영향이라고 했습니다. 쉽게 말하면 오행은 세상의 구성 원리를 모두 다섯 가지로 나누어서 이들의 힘이 서로 균형을 이루려 한다는 것입니다. 그리고 이들 힘의 상호 관계를 연구하고 정리한 것입니다. 그런데 이들은 서로 당기기도 하고 밀기도 하면서 일정한 영향을 미칩니다. 이런 관계는 무수하게 많은 작용으로 나타나는데 크게 두 가지로 정리됩니다. 상생과 상극입니다.

　　상생은 오행이 서로 돕는 방향을 말합니다.

목	화	토	금	수

　　위의 도설에서, 오른쪽으로 가면서 힘을 도와줍니다. 즉 목은 화를 돕고, 화는 토를 돕고, 토는 금을 돕고, 금은 수를 돕고, 수는 다시 앞으로 가서 목을 돕습니다. 〈목 → 화 → 토 → 금 → 수 → 목 ……〉 이렇게 도와주고 힘을 보태주는 관계를 상생(相生)이라고 합니다. 돕는 쪽을 어미라고 하고 도움을 받는 쪽을 자식이라고 합니다. 그래서 뒤에 가면 모보자사라는 말이 나옵

니다. 어미를 돕고 자식을 깎는다는 말입니다. 이것은 도움을 주는 관계로 설명하는 방식입니다.

하지만 세상은 이렇게 협조만 하는 것이 아닙니다. 서로 견제를 하고 갈등을 일으키는 요소가 오히려 더 많습니다. 이렇게 견제하고 억누르는 관계도 있습니다. 이것을 상극(相剋)이라고 합니다. 상생에서는 오른쪽으로 한 칸씩 이동했지만, 상극은 한 칸을 건너뛰는 관계입니다. 즉 목에서 한 칸을 건너면 토가 있지요? 이것을 목극토라고 하는 것입니다. 즉 목이 토를 극한다는 말입니다.

극한다는 말은 찍어 누른다는 말입니다. 억눌러서 기를 펴지 못하게 한다는 말이죠. 그러면 토는 무엇을 극할까요? 한 칸을 건너뛰면 수가 있습니다. 그래서 이렇게 정리됩니다. 목극토, 토극수, 수극화, 화극금, 금극목, 다시 목극토, 이런 식으로 계속 이어집니다. 〈목 → 토 → 수 → 화 → 금 → 목……〉[5]

그러면 이 관계를 오장육부의 관계에서 살펴보겠습니다.

간을 기준으로 보면 간은 목이니, 이것을 보호해 주는 즉 생해주는 것은 수인 신장입니다. 만약에 간 기능이 약하다고 하면 간을 도와주는 신장을 다스리면 된다는 것입니다. 이것이 상생 관계에 의한 치료법이죠. 또 간을 극하는 것은 무엇일까요? 간은 목이니, 목을 극하는 것은 금극목으로 금이고, 금에 해당하는 장기는 폐입니다. 따라서 간 기능이 약해진 것은 폐의 기능이 항진되었기 때문입니다. 따라서 폐를 다스리면 간 기능이 좋아진다

---

[5]　박주현, 음양오행, 동학사, 1995.

는 것입니다. 이것은 상극에 의한 치료법이죠.

위의 장부관계는, 모두 이런 식으로 파악할 수 있습니다. 이런 관련으로 얽히고 설켜 있습니다. 그래서 이런 방법을 이용한 침법이 옛날부터 있었고, 그것을 오행침이라고 합니다. 오행의 상호 관계를 이용한 것입니다.

오행은 부자, 또는 모자의 관계라고 봅니다. 그래서 모자보사가 기본을 이룹니다. 즉 어미로 보하고 자식을 사한다는 것이죠. 어떤 병이 발생하면, 발생한 그것을 사하면서 그의 어미에 해당하는 것을 보해준다는 것입니다. 이것이 오행론의 모보자사(母補子瀉)론입니다.

허사(허증을 일으키는 사기)는 모를 다스리고, 실사(실증을 일으키는 사기)는 자를 다스립니다. 실사란 극렬한 병이고 허사는 노인성 질병처럼 있는 듯 없는 듯한 병을 말합니다. 예를 들면, 극렬한 기침몸살은 실사이므로 폐의 병입니다. 이때는 폐로부터 기운을 뺏어가는 자식 쪽에 있는 신장을 사한다는 말입니다. 반대로 질질 끌고 다니는 폐병증은 허사이므로 어미 쪽인 비장을 보해야 한다는 것입니다.

상극관계를 말할 때 이 극은 억누른다는 말입니다. 그런데 그냥 억누른다고만 말하면 상극관계의 실상을 제대로 파악하기가 어렵습니다. 목이 토를 억제하는 근본 이유는 생산자를 보호하는 것입니다. 간은 피를 공급합니다. 그러자면 피를 만드는 생산자가 필요하죠. 그것이 비장입니다. 그래서 목극토가 형성되는 것입니다.

사람에게 후천지기인 곡기가 제공되지 않으면 선천지기를

끌어다 씁니다. 선천지기를 끌어다 쓴 뒤에는 반드시 그것을 보충해 주어야 합니다. 보충해 주지 않으면 생명이 단축됩니다. 그런데 혈액은 정(신기)이 있어야 생산됩니다. 그래서 비장은 신장을 보호하는 것입니다. 이것이 토극수의 관계입니다. 이렇듯, 실제로 극은 보호의 관계를 나타냅니다.

사암침은 오행침에 억관법을 적용한 것입니다. 억관이란 나를 괴롭히는 관을 친다는 말입니다. 나를 괴롭히는 존재 때문에 병이 발생한 것이니, 그 존재를 치면 병이 낫게 된다는 것이죠. 실제로 관의 관계가 병의 전이를 빠르게 합니다. 이것은 관이 개입할 때 개인의 문제가 사회문제로 번지는 것과 같은 이치입니다. 그러면 다음 관계를 보겠습니다.

비장을 나로 본다면 한 칸 건너 신장이 있고, 위로 간이 있습니다. 비장에 병이 왔다면, 이것이 괴롭히는 신장은 위축됩니다. 토극수의 관계입니다. 반대로 간도 비장이 비대해져서 덤비지를 못하죠. 신장이 오그라들면 그것의 짝인 방광이 커집니다. 간이 오그라들면 그것의 짝인 담이 커지죠. 그래서 비장 하나로 하여 신과 간이 오그라들고 방광과 담이 함께 커집니다.

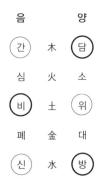

따라서 이 환자는 비장과 담, 방광에서 골고루 병이 생길 것입니다. 이 환자가 현재 방광에 큰 병이 왔다면 그 방광을 치료하는 것은 표치에 해당합니다. 그러나 이런 관계를 따져서 병의 근원이 비장에 있음을 찾아내어 치료한다면 근치가 되는 것입니다.

표치는 현재의 증상을 치료하는 것이고, 근치는 원인을 치료하는 것입니다. 만약에 신부전증 환자의 경우, 그것이 신장에서 생긴 것이 아니라 비장이 원인이라면 비를 억제하는 것이 가장 분명한 효과를 냅니다. 그러려면 비유에 뜸을 뜨면 되겠죠.

등을 살펴보면 해당 혈이 있는 장소가 두 가지 증상을 나타냅니다. 붓거나 꺼져 있죠. 부은 것은 체력이 있다는 얘기고, 꺼진 것은 체력이 없는 것이니, 꺼진 것이 더 심각한 만성이죠.

사다리 사암 얘기가 나왔습니다. 사암은 임진란 무렵의 사람인데, 이름도 안 알려졌습니다. 사암은 사명대사의 제자라고도 하고, 5남매 중 막내로 태어났는데, 위로 형제들이 모두 죽었다는 이야기가 전설처럼 전합니다.[6] 이 시대에는 두 명의 유명한 침구사가 등장합니다. 허임과 사암. 임진왜란으로 나라 전체가 초토화 된 상황이니 각종 병이 창궐했을 것이고, 이에 대응하는 방법으로 돈이 안 드는 침술이 발전한 것으로 보입니다. 허임은 왕실의 인정을 받았는데, 사암은 백성들 틈에 살면서 이름조차도 남기지 않았습니다. 이 두 사례는 침을 배우는 사람들에게 많은 생각을 하게 합니다. 침에도 제도권의 인정을 받아서 이름을 드

---

[6] 유태우, 사암오행침 해설, 음양맥진출판사, 1983.

날리는 입신양명의 길과 아무도 알아주지 않는 백성 사랑의 길이 있음을. 해방 전에 부산에서 이재원이라는 분이 사암침법으로 이름을 남겼습니다. 최근에는 김홍경이라는 젊은 한의사가 사암침법으로 성가를 내고 있죠.

『침구경험방』으로 유명한 허임은 허준과 같은 시대 사람인데 노비 출신입니다. 어머니가 노비죠. 아픈 어머니를 고치려고 침을 배웠는데 워낙 실력이 뛰어나서 세상을 울린 모양입니다. 허임은 노비였는데도 침 하나를 들고 궁궐에 들어가서 임금의 병을 고칩니다. 그 덕에 면천을 받습니다. 세종 때의 장영실이 그러했던 것처럼 승승장구하여 나중에 양주목사를 지내기도 하고, 또 죽고 난 뒤에는 영의정에 추증되며, 마침내 불천지위까지 받습니다. 불천지위란, 5대가 지나도 제사를 계속 받드는 것을 말합니다. 노비가 영의정을 추증받고 불천지위까지 얻었으니, 사람으로서 이룰 수 있는 모든 영광은 다 차지한 셈입니다.

앞서 손발의 양명, 소양, 태양을 하나로 보아서 치료하는 이런 방법을 동기관계라고 한다고 했습니다. 즉 형제에 비유할 수 있죠. 이와 같이 비유하여 지금까지 배운 것을 정리하면 이렇습니다.

음양 : 부부
오행 : 부자
동기 : 형제

4. 장부상통법 : 육경변증, 이중표

이제 침구학의 본령으로 넘어가기 위한 장중한 산줄기 하나를 만납니다. 우주의 웅장한 질서가 인체 속에 일으키는 장엄한 파노라마를 이 이론에서 볼 것입니다. 이른바 장부상통법이 그것입니다. 장부상통이란, 말 그대로 장부가 서로 통한다는 것입니다.

이 이론은 후한 말기의 장중경이 쓴 『상한론』이라는 책에서 정리된 이론입니다.[7] 원래 한의학은 『황제내경』을 기반으로 하고 있습니다. 『황제내경』의 이론은 경락 이론을 바탕으로 하고, 거기에 시간의 유주까지 가세하여 우리가 흔히 아는 오행관계, 표리관계, 동기관계의 법칙을 통해 인체를 정리한 것입니다.

장중경은 상한론에서 다음과 같이 정리합니다. 즉 병이 인체에 침입하는 과정을 잘 살펴보니, 얕은 곳에서 시작되어 점점 깊은 곳으로 들어가는데, 일정한 경로가 있다는 것입니다. 그 반대도 마찬가지입니다. 속에서 생긴 병이 점차 바깥으로 나가면서 병이 심화되는 것을 알 수 있습니다. 예를 들면 속에서 나가는 병 중에는 심리와 관계된 병이 있습니다. 화가 치밀어서 오래 가슴 속에 간직하면 그것이 화병으로 됩니다. 이 부분에서 처음 발병하는 부위가 궐음인 간입니다. 간에서 다스리지 못하면 이것이 폐를 밀어 올리면서 위로 올라가죠. 이런 식입니다. 물론 이런 이론에 대한 암시는 『황제내경』에 다음과 같이 나옵니다.

....

[7] 민족의학연구소 고전연구실 역, 상한론석의, 여강출판사, 2001.

황제께서 말씀하시기를, 그에 대해 자세한 설명을 듣고 싶습니다. 기백이 말하기를, 한(寒)에 상한 하루만에 태양이 사기를 받으니, 고로 머리와 목덜미가 아프면서 허리와 등뼈가 뻣뻣해지고, 이틀만에 양명이 사기를 받으니, 양명은 기육을 주관하며 그 맥이 코를 끼고 올라가 눈에 닿아 있으니, 고로 살이 뜨겁고 눈이 아프면서 코가 마르고 눕지도 못합니다. 사흘만에 소양이 사기를 받으니 소양은 담을 주관하며 그 맥이 옆구리를 따라 올라가서 귀에 닿아 있으니, 고로 옆구리가 아프고 귀가 먹습니다. 삼양경락이 모두 그 병에 걸렸어도 아직 장으로 들어가지 않은 것이므로 땀을 내어서 낫게 할 수 있습니다. 나흘만에 태음이 사기를 받으니, 태음은 맥이 위 중으로 퍼지고 목구멍에 닿아 있으니, 고로 배가 그득해지며 목구멍이 마르고, 닷새만에 소음이 사기를 받으니 소음은 맥이 신을 관통하며 폐에 닿아서 혀뿌리에 이어져 있으니, 고로 입이 마르고 혀가 말라서 갈증을 느끼고, 엿새만에 궐음이 사기를 받으니, 궐음은 맥이 음기(陰器)를 따라 올라가서 간에 닿아 있으니, 고로 가슴이 번거롭고 답답하면서 음낭이 오그라듭니다. 삼음삼양 경락과 오장육부가 다 병 들어서 영위가 행하지 못하고 오장이 통하지 못하면 죽습니다.[8]

이것을 장중경이 한 단계 더 발전시킨 것입니다. 그리고 이것은 한의학의 발전과정에서 관합추 이론으로 정리되기에 이릅니다. 관합추는, 사람의 몸을 집에 견주어서 설명한 것입니다.

....

[8]   황제내경소문주석. 열논편

즉 사람 사는 곳이 집인데, 집에는 반드시 드나드는 문이 있습니다. 출입을 통제하는 그 문이 제 구실을 하면 집을 잘 지킬 수 있지만 고장 나면 지킬 수 없게 됩니다. 사람도 이와 같아서 바깥에서 기운이 드나드는 문이 있다는 것입니다. 그런데 그 문의 구조는 크게 셋으로 나눠볼 수 있고, 그 구조를 경락의 성격에 따라 사람의 몸에 그대로 대입할 수 있다는 것입니다.

사다리 다시 한 번 말하지만, 어려우면 그냥 넘어가시기 바랍니다. 문은, 잠금장치인 빗장이 있고, 문짝이 있으며, 문짝을 떠받친 지도리가 있습니다. 이것을 한자로 각각 관(關), 합(闔), 추(樞)라고 합니다. 이 셋을 우리가 지금까지 귀가 따갑게 들어온 태양, 소양, 양명, 태음, 소음, 궐음 여섯 경락에 각기 대비시킨 것입니다. 이것을 다시 음양으로 나눌 수 있지요. 양경락이 셋, 음경락이 셋입니다. 이 셋의 기능을 각기 문의 빗장, 문짝, 지도리에 빗댄 것입니다. 그러니까 사람의 몸에는 3음으로 이루어진 안쪽 문과 3양으로 이루어진 바깥문 두 개인 셈입니다. 바깥문은 태양(관) - 양명(합) - 소양(추)이고, 안문은 태음(관) - 궐음(합) - 소음(추)의 구실을 맡게 됩니다.

비유는 그 비유의 원래 취지를 잘 이해해야 합니다. 그런 점에서 관합추와 인체의 비유도 비유 그 자체가 중요한 것이 아니라 그런 방식으로 병을 바라보는 본뜻을 이해하는 것이 중요합니다. 이렇게 정리됩니다.

바깥쪽 문에 해당하는 삼양 중 태양(방광, 소장)은 몸속의 진액이 땀구멍을 통하여 바깥으로 나가지 못하게 막고, 양명(대장, 위)은 진기인 경락의 기운이 힘들이지 않고 잘 돌아가도록 조절해주며, 소양(삼초, 담)은 힘줄이 뼈마디 사이에서 제 역할을 다하도록 한다. 또한 안쪽 문에 해당하는 삼음에서 태음(폐, 비장)이 수곡정미가 몸 밖으로 빠져나가지 못하도록 막아주며, 궐음(심포, 간)은 즐겁거나 슬픈 감정을 조절하여 주며, 소음(심, 신장)은 진액 즉 정을 주관하여 생명현상을 발휘시키는 윤활유 역할을 하는 것이다.[9]

이 이론의 연장선에서 장중경은 여섯 경락이 상호 작용을 하고 있다는 사실을 밝혀내고 그에 따라서 처방을 해야 한다는 주장을 한 것입니다. 그것을 육경변증이라고 합니다.

『상한론』은 원래 약을 다루는 책이었습니다. 약을 논하는 과정에서 병의 문제를 다룬 것이고, 그것을 침구학에서도 이용한 것입니다. 이후 모든 명의들은 이 이론을 비켜갈 수 없게 되었습니다. 자, 그러면 감기의 경우를 예로 들어서 상한론의 이론을 살펴보겠습니다.

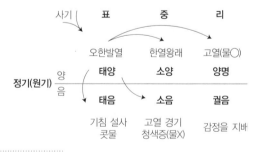

---

❾ 경락학, 74쪽.

외부의 사기가 몸에 침입했을 때 그에 대한 반응을 보면 그 사람의 원기를 알 수 있습니다. 원기는 정기라고도 합니다. 이것은 그 사람이 현재 갖고 있는 기운의 총량을 말합니다. 원기가 충실한 사람은 병이 들어오는 순서가 일정하고, 그 단계에 따라서 분명한 반응을 보이면서 몸이 대응합니다. 그러나 원기가 약한 사람은 이 순서를 지키지 않고 다음 단계로 쉽게 넘어갑니다. 특히 음양을 나누어서 볼 때 양에서 시작된 병이 쉽게 음으로 넘어갑니다. 이런 사람은 정기가 정말 약한 사람입니다. 원래 병은 양에서 맴돌다가 그래도 해결이 안되면 음인 장 쪽으로 들어갑니다. 그래서 음과 양의 경계선이 중요한 것이고, 그것의 넘나듦을 결정하는 것은 그 사람의 원기인 것입니다.

　　병은 외부로부터 들이닥치므로, 반드시 태양경에서 시작됩니다. 태양경은 소장과 방광이죠. 신체 표면의 가장 넓은 면적을 차지합니다. 이곳으로 감기가 오면 오싹한 느낌을 받습니다. 이 느낌은 태양경에 한사가 든 것입니다. 그에 대한 반응으로 몸은 즉시 열이 납니다.

　　그러다가 병이 깊어지면 소양과 양명 중에서 약한 쪽으로 침입합니다. 한열이 왕래하는 몸살감기는 소양경으로 든 것이고, 고열을 앓으면서 물을 자꾸 찾는 것은 양명경으로 든 것입니다.

　　이렇게 양경이 지배하는 부위에서 낫지 않으면 이제는 음으로 넘어갑니다. 바깥문을 열고 들어왔으니 다음에는 안쪽 문, 즉 장부의 가장 깊은 곳으로 쳐들어가는 것이죠. 양명 기운이 약한 사람은 즉시 음으로 건너갑니다. 음의 첫 관문은 태음입니다. 태음은 폐죠. 그래서 기침을 심하게 합니다. 콧물이 나오고 심하면 설사를 하죠.

여기서 더 심해지면 이제는 소음으로 넘어갑니다. 그러면 고열이 다시 나면서 경기를 일으키고, 청색증이 일어나기도 합니다. 이때는 물을 주어도 마시지 않습니다. 양명에서 나는 고열과는 차원이 다른 것입니다. 이제 열이 나면 병원에서는 냉수에다 담그지요. 그러면 열은 떨어지는데, 원기를 깎아 먹게 됩니다. 당장은 낫지만, 다음에 똑같은 병이 올 때는 양명을 거치지 않고 직접 소음까지 쳐들어옵니다.

이제 마지막 단계는 궐음입니다. 궐음은 원래 음이 제로 상태인 것을 나타낸다고 했습니다. 심포와 간에 음의 기운이 고갈돼 버립니다. 그러면 정신이 황폐해지고, 우울해지며, 점차 이상한 정신상태를 보이게 됩니다. 반대로 슬프고 걱정에 들떠서 영혼이 고되면 이상의 과정과 반대로 병이 나가게 됩니다. 제일 먼저 간에 열이 차올라서 화를 잘 내다가 그것이 점점 위로 올라가죠.

정기가 강할수록 음양 구별선이 분명합니다. 다음 질병으로 전이되는 증상이 분명하지요. 사기가 침입하면 먼저 오한이 일고 발열이 납니다. 그러다가 기침을 하게 되는데, 정기가 부족한 사람은 느닷없이 콧물부터 흘립니다. 아니면 기침부터 하죠. 나이 많은 어른들이 저도 모르게 콧물을 흘리는 것은 정기가 약한 까닭입니다. 또 고열을 거치지 않고 폐렴으로 직결하는 아이들은 원기가 바닥난 아이들입니다. 잠을 깊이 못 자고 늘 피곤하지요.

양경락이 초토화되면 음은 저항없이 병듭니다. 별 잔병이 없는데, 어느 날 중병에 걸리는 사람은 양경락이 완전히 박살난 경우에 해당합니다.

따라서 이상의 이론에 의하면, 증상에 따라서 해당 경락에 침을 놓으면 낫습니다. 오한 발열이 나면 태양 경락에 침을 놓으면 됩니다. 한열이 왕래하면 소양경에, 고열이 나는데 물을 찾으면 양명경을 다스리고, 고열인데도 물을 찾지 않으면 소음을 다스립니다. 양은 배설을 하는 기능이기 때문에 땀이 나는 것이고, 땀을 내는 데는 등을 두드리거나 침 놓는 방법이 좋습니다. 반면에 음은 응축·저장·보존하는 기능이기 때문에 뜸이 좋습니다.

마지막 궐음 기운에 문제가 생기면 뇌 이상이 옵니다. 그러면 병원에서는 뇌를 열어보자고 하죠. 그러나 뇌의 이상이 아닙니다. 궐음을 다스려주면 뇌의 기능도 정상으로 돌아옵니다.

감정이 상해서 생긴 병은 안에서 밖으로 나갑니다. 궐음에서부터 시작하죠. 감정이란, 스트레스를 말합니다. 간열이 발생하고 이것이 소장열로 이어져 폐열을 일으키다가 결국에는 중풍을 불러옵니다. 그래서 동양의학에서는 감정의 병이 가장 깊은 병입니다. 그러면 이에 대한 처방을 알아보겠습니다.

표리	육기	혈	장	상통	부	혈	육기
표	태음	척택	폐		소장	후계 완골	태양
		태백 삼음교	비		방광	위중 폐유	
중	소음	심유 소부	심		삼초	외관	소양
		신유	신		담	현종	
리	궐음	내관	심포		대장	합곡	양명
		태충	간		위	족삼리	

예컨대, 진단을 해보니 담 이상으로 나왔다면, 담경락의 혈을 취해서 침을 놓습니다. 여기다가 이중표인 심장경에서 혈을 추가하면 효과가 훨씬 좋다는 얘깁니다. 소부에 놓으면 되겠죠. 다른 관계도 마찬가지입니다. 체하면 위경락을 다스리겠지만, 여기에다가 이중표인 심포경의 내관을 추가하면 훨씬 더 빨리 그리고 좋은 효과를 냅니다. 앞의 표에 대표 혈을 정리해 놓았으나, 환자를 앞에 두고 얼른 떠오르지 않으면 해당 경락의 원혈을 써도 됩니다.

삼통로가 겉면의 관계라면 표리는 겉과 속의 관계입니다. 그렇기 때문에 병의 뿌리를 파악하는 데 아주 중요한 원리를 암시해줍니다. 예컨대, 간 환자는 병원에서 하루에 두 번 배변을 하게 합니다. 이것은 임상 통계에 의한 것이죠. 원리상으로는 대장과 간이 리중표 관계이기 때문입니다. 최근에 병원에서 발견한 것을 한의학에서는 벌써 2천 년 전에 확인하였던 것입니다.

이석 병이 났을 때 그 사람을 살펴보고, 정기가 있으면 양 중심으로 치료하고, 정기가 없으면 음 중심으로 치료합니다. 이전의 증상을 확인하면 현재의 증상이 어느 단계인지를 알 수 있습니다. 그것을 보고 현재의 정기 상태를 판단하는 것입니다. 장부의 건강 상태에 따라서 혈 자리도 조금씩 이동합니다.

5. 신궐(배꼽) 진단법

이번에는 사람의 배를 살펴서 확인하는 방법을 알아보겠습니다. 이 신궐 진단법은, 장기가 몸에서 어떤 기능을 주도하는가에 초점이 맞춰진 이론입니다. 따라서 장기를 직접 확인하는 것입니다. 장부가 아닌 몸의 표면에 나타난 경락을 통해 병을 확인하는 경락이론과는 약간 다릅니다. 하지만, 경락이라는 것이 결국 장부의 상태를 반영하는 것이기 때문에 몸이 보내는 정보를 파악한다는 점에서는 같습니다. 그래서 장부를 확인하고 그에 상응하는 경락을 자극하는 것입니다. 이제 그 차이점을 알아보겠습니다.

동양의학에서 말하는 장부는 서양의학에서 말하는 장부와는 약간 차이가 있습니다. 예를 들어 폐는 서양의학에서는 가슴속에 들어있는 두 덩어리 허파를 말합니다. 그러나 한의학에서 말하는 폐는 폐와 관련된 모든 것을 다 지칭합니다. 폐, 흉막, 흉곽, 근육, 뼈…. 하여간에 폐와 그 주변을 둘러싼 도우미들까지 모두 포함시키는 것입니다. 따라서 서양의학에서 말하는 개념보다 더 넓습니다.

경락은 또 다릅니다. 폐경락이란 크게 세 가지를 포함합니다.

① 폐가 다른 장부와 연결되는 부분
② 지체(4지)
③ 다른 경력에 연결시킴

경락은 이것들이 서로 연결되는 길입니다. 신궐론은 경락이 아니라 장부에 관한 것입니다.

신궐은 배꼽을 말합니다. 배꼽을 중심으로 상하좌우 2촌의 자리를 눌러서 아픈 상태를 확인하고는 이 사람이 현재 어느 장기가 문제가 있다고 판단하는 방법입니다. 그러려면 장기의 위치를 알아야겠죠? 이렇습니다.

간은 몸의 왼쪽으로 기운을 올려 보냅니다. 폐는 반대인 오른쪽으로 내려주죠. 온몸의 기운은 크게 왼쪽으로 올라가서 오른쪽으로 내려옵니다. 그림은 그런 속성을 나타낸 것입니다. 배꼽이 중앙인 토입니다. 배꼽은 깊고 둥근 것이 건강한 것입니다. 그 안이 살로 메워져 있거나 얕으면 좋은 것이 아닙니다. 이렇게 배치되었으니, 사람을 눕혀놓고 이렇게 다섯 군데를 진단합니다.

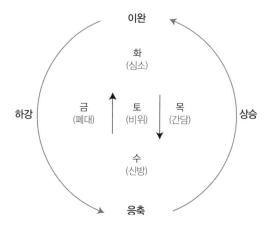

그런데 누르다 보면 세 가지 증상이 나타납니다. 맥박이 톡톡 튀는 사람이 있습니다. 이런 사람은 기가 허약한 것입니다. 또 단단하게 굳어 있으면 어혈이나 적, 담음이 있는 것입니다. 그리고 통증을 호소하면 그 자리에 기혈 순환이 잘 안되는 것입니다. 대부분 단단하게 굳어있는 사람은 누르면 아파합니다. 어혈이나 적 담음이 있으면 기가 순환이 안 된다는 뜻이죠.

앞의 그림을 배꼽에다 그대로 얹어놓고서 누르면 됩니다. 간목의 자리가 아프면 간담이 안 좋은 것이니 그곳의 경락을 찾아서 찌르면 되고, 아래가 아프면 신장 방광이니 그곳을 찾아서 찌르면 됩니다. 위는 심장과 소장이고, 금의 자리는 폐와 대장이 문제입니다.

간이 안 좋은 사람은 폭발합니다. 참고 참다가 한꺼번에 터지죠. 그러면 간 기능에 손상이 옵니다. 간에 해당하는 목 기운은 상승하여 퍼지는 성질을 띠기 때문에 이것에 손상을 입으면 응축도 잘 안됩니다.

간은 실제로는 오른쪽에 있으나 기운을 올리는 방향은 왼쪽입니다. 그래서 배치도가 위와 같이 된 것입니다. 왼쪽을 주관하는 기는 왼쪽의 기문혈을 눌러보면 됩니다. 갈비뼈 밑입니다. 거기가 아프면 간의 기능이 떨어져있는 것입니다.

기가 올라가는 것을 승청이라고 합니다. 맑은 기운이 올라간다는 것이죠. 내려가는 것을 강탁이라고 합니다. 탁한 기운이 내려온다는 뜻이죠. 강탁이 되어야 승청이 됩니다. 승청이 안 되면 기가 아래에 모여서 설사를 하게 됩니다. 또 강탁이 안 되면 머리가 아프죠. 강탁이 안 됨으로 해서 맑은 기운이 머리로 올라오지 못하는 까닭입니다.

6. 설진법

이번에는 혀를 살펴서 몸 상태를 진단하는 방법을 알아보겠습니다. 혀를 살필 때는 대체로 세 가지를 보아야 합니다. 혀의 모양과 색깔, 혀에 끼는 이끼입니다. 설진에서는 설태와 설질이 중요합니다. 설태는 혓바닥에 끼는 허연 이끼를 말하는 것이고, 설질은 혓바닥의 색깔이나 모양을 말하는 것입니다. 그림을 그리면 이렇습니다.

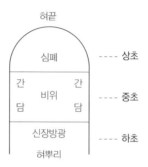

① 설 태

설태는, 내 몸 상태에 따라서 자랍니다. 억지로 닦아내면 오히려 좋지 않습니다. 설태가 많은 사람은 자극성이 강한 음식을 찾게 됩니다. 즉 매운 것을 좋아하죠. 이것은 몸에 열이 없을 때 설태가 자라기 때문에 그 반동으로 몸에 열을 보충하려는 것입니다. 그래서 나이든 사람들이 젊은 사람들보다 매운 음식을 더 잘 먹고 좋아합니다. 반대로 몸에 열이 많으면 설태가 적습니다. 따라서 설태가 많으면 기운이 허한 것이고, 설태가 없으면 열이 많은 것입니다.

설태는 흰색으로 약간 낀 것이 가장 좋습니다. 설태는 다음과 같이 살펴봅니다.

- 흰 것(백태) : 냉증

- 누런 것(황태) : 열증

- 벗겨진 것(박태) : 음 부족(허)

- 없는 것(무태) : 기혈 부족

② 설 질

설질은, 혀 자체의 모양을 보는 것입니다.

혀의 크기는 그 사람의 체격과 비례해서 따집니다. 덩치는 큰데 혀가 작은 사람이 있고, 덩치에 비해 혀가 큰 사람도 있습니다. 많은 사람들을 살펴보면 그 크기의 비례를 짐작할 수 있습니다. 혀가 지나치게 크면 담음이 많은 것이고, 지나치게 작으면 기혈이 부족한 것입니다. 당연히 혀의 크기도 사람의 건강 상태에 따라 변합니다.

③ 설 색

혓바닥의 색깔도 몸의 상태를 잘 보여줍니다. 아래와 같이 정리됩니다.

- 아주 붉은 색 : 열

- 주황(옅은) : 빈혈(혈허)

- 푸른색 : 어혈

- 반점 : 검푸른 반점은 어혈, 붉은 반점은 열

혀가 틀어지면 3년 내에 중풍이 옵니다. 치료는 혀가 틀어진 방향을 치료합니다.

혀에 이빨자국(치흔)이 분명하면 암입니다. 혓바닥이 마치 랩으로 싼 것처럼 반짝반짝 빛나는 것을 경면설이라고 하는데, 이것 역시 암 환자의 증상입니다.

혓바닥이 갈라진 것은 음기운이 부족한 것입니다. 음허로 보면 됩니다. 혓바닥이 밑에서부터 혀끝까지 갈라진 경우도 있습니다. 이때는 신장부터 비위를 거쳐 심장까지 기가 허한 것입니다.

7. 맥진법

침에서 맥진의 원칙은, 진단을 위한 것이 아니라 환자의 현재 상태와 침을 놓은 후의 상황변화를 확인하기 위한 것입니다. 침을 놓은 후에 맥을 짚어서 놓기 전의 맥과 달라지지 않았다면 침을 잘못 놓은 것입니다. 이것이 맥을 짚는 가장 중요한 뜻입니다.

물론 진단을 위해서 맥을 짚는 것도 아주 중요한 일입니다. 그럴 때는 양손을 동시에 짚어야 합니다. 그래야만 몸의 양쪽 균형 상태를 또렷이 확인할 수 있습니다. 양손의 맥을 잡고서 더 많이 뛰는 쪽을 치료합니다. 방법은 이렇습니다.

엄지뿌리에서 손목을 건너가면 뾰족한 뼈가 나타납니다. 그것이 칼끝처럼 돋았다고 해서 검상돌기라고 하지요. 그곳 안쪽에다가 가운데손가락을 댑니다. 그러면 그 위와 아래로 검지와 약지가 나란히 놓이게 되지요. 그렇게 세 손가락으로 맥을 확인

하는 것입니다. 좌우 양손에 오장육부를 배당하면 다음과 같습니다.[10]

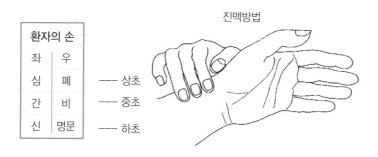

진맥방법

환자의 손	
좌	우
심	폐
간	비
신	명문

—— 상초
—— 중초
—— 하초

　여기서 명문은 명문화를 말하는데, 결국은 온몸의 기 순환을 주관하는 삼초의 기능을 말합니다.

　맥상은 기본이 28가지입니다. 그러니 우리 같은 왕초보들은 맥으로 환자의 상태를 짐작한다는 것은 아예 엄두도 못 낼 일입니다. 촌관척, 평맥, 부맥, 침맥, 지맥, 삭맥, 활맥, 색맥, 허맥, 실맥, 홍맥, 현맥 어쩌구 이름 붙여나가면 그 실상을 알기도 전에 정나미부터 떨어집니다. 그러니 초보자들에게는 이런 용어 몽땅 다 버리고 실제로 써먹을 수 있는 지식이 필요합니다.

　우리가 환자에 대해 알고 싶은 정보는 이렇습니다. 이 환자가 열이 있나, 한기가 있나? 기운이 있나, 없나? 병이 깊은 곳에 있나, 얕은 곳에 있나? 애송이로서 이 정도만 맥으로 판별하면 되지 않을까요? 그리고 나서 부족한 정보는, 앞서 배운 여러 가지 진단법을 활용한다면 알아낼 수 있을 것이구요.

[10]　조헌영, 한방 이야기(윤구병 주해), 학원사, 1987, 181쪽.

먼저 양손의 맥을 짚어봅니다. 그리고서는 맥박 수를 헤아립니다. 맥박 수로 한열을 구별하는 겁니다. 보통 정상인의 경우는 1분에 60-70회 뜁니다. 이보다 더 뛰면 열이고 덜 뛰면 한입니다. 이렇게 한열을 구별한 뒤에 맥이 움직이는 힘의 세기를 살펴봅니다. 어떤 사람은 힘차고 어떤 사람은 약합니다. 약한 사람은 꽉 눌러도 잘 느껴지지 않을 정도로 약하기도 합니다. 맥이 약하면 정기가 없는 허증이고, 맥이 강하면 사기가 왕성한 실증입니다. 이것이 허실입니다. 맥의 세기를 보고 기가 허한 사람이다, 실한 사람이다 판단하죠.

여섯 군데 중에서 어디가 가장 많이 뛰는가를 살핍니다. 그러면 대개 한 군데가 가장 강하고 요란합니다. 그런데 꽉 눌러야만 맥이 잡히는 사람이 있고, 살짝 눌러도 잡히는 사람이 있습니다. 꽉 눌러야 맥이 잡히면 병이 깊은 곳에 있다는 말이고, 살짝 눌러도 잡히면 병이 얕은 곳에 있다는 말입니다. 이것이 표리 구별입니다.

이렇게 해서 '한열, 허실, 표리'를 구별하면 병의 성격이 대개 드러납니다. 여기에 익숙해지면, 이제 의학 책에서 말하는 갖가지 맥상으로 확대해나가는 것입니다. 배우는 사람에게 남겨진 몫이죠.

처음에 맥을 짚을 때는 맥진 하나 가지고 확신을 하면 안됩니다. 맥상을 기억한 다음에 반드시 다른 진단법을 이용하여 확인해야 합니다. 맥진에 자신이 설 때까지는 좀 더 분명한 진단법을 믿는 것이 좋습니다.

8. 색체 진단표

색체 진단표는 의사가 환자를 대하면서 물을 때 참고하는 자료입니다. 즉 환자한테서 이런 저런 얘기를 들으면 그 사람의 습성을 알 수 있고, 그런 정보를 토대로 병의 상태를 파악하는 것입니다. 오랜 세월에 걸쳐서 누적된 것이기 때문에 어찌 보면 동양의학의 상담 자료로는 가장 완벽하고 광범위하다고 할 수 있습니다. 명의는 문을 들어서는 환자를 보는 순간 벌써 병을 알아본다는 말이 있는데, 대부분 오랜 경험에서 쌓인 자료들이 머릿속에서 직감과 같이 작용하여 결론을 내는 것입니다. 그런 자료들이 바로 아래의 내용입니다.

5행	목	화	토	금	수
5장	간	심 심포	비	폐	신
6부	담	소장 삼초	위	대장	방광
5방	동	남	중	서	북
5색	청	적	황	백	흑
5계	춘	하	장하	추	동
5오(惡)	풍	열	습	조	한
5성	따뜻함	더움	무더움	서늘함	차가움
천간	갑을	병정	무기	경신	임계
지지	인묘	사오	진술 축미	신유	해자
발병처	좌	상	중	우	하
5음	각	치	궁	상	우
	(ㄱ,牙)	(ㄴ,舌)	(ㅇ,喉)	(ㅅ,齒)	(ㅁ,脣)
5과	李	杏	棗	桃	栗

5행	목	화	토	금	수
5류	주류	비류	인류	갑류	어류
5축	개	양	소	닭	돼지
5관	눈	혀	입	코	귀
5주	근막건	피	살	살갗	골수
5화	손발톱	얼굴	입술	털	머리카락
5미	신 酸	쓴 苦	단 甘	매운 辛	짠 鹹
5역	색	취	미	음성	액(분비물)
5액	눈물	땀	군침	콧물	가래침
5향	고기누린내	탄내	향내	피비린내	썩은내
이동	경련증	근심걱정	지껄임	기침	떨림
5성	부르짖음	다언, 묵언	노래(비정상)	슬픔, 울음	신음
5정기	혼	신	의지	백(뇌)	精志
5지	화냄 怒	웃음 笑	생각 思	근심 憂	두려움 恐
5過志	上氣(怒)	氣緩(喜)	氣結(思)	氣消(悲)	急下氣 (恐)
5승지	悲勝怒	恭勝喜	怒勝思	喜勝憂	思勝恐
5병변	다어	트림	삼킴	기침	하품,재채기
5과	久行傷筋	久視상血	久坐상肉	久臥상氣	久立상骨
5모	눈썹(간담) 귀털(소양경)	콧털(삼초) 가슴털(심포)	구렛나루(습열) 곡발(양명경)	콧수염(대장,위)	턱수염(신,대,위)
5발	엉긴머리(울결)	곱슬,대머리(열)	때많은 머리	까치머리(왕성)	흰머리(血寒)
5극	금	수	목	화	토

　　침뜸을 배우는 사람의 첫 번째 임상 대상자는 누구일까요? 나 자신입니다. 그리고 다음이 가족이고, 그 다음이 이웃이죠. 침을 좀 잘못 놔도 너그럽게 봐줄 수 있는 그런 사람들입니다. 그런 점에서 침뜸을 배울 때 새로운 내용을 들으면 가장 먼저 자

신의 경우를 생각하기 마련입니다. 남의 얘기를 하기 전에 자신을 돌아보는 것이 가장 빨리 배우는 길입니다.

그런 점에서 이 색체표를 배우면서 저에게 적용했던 생각들을 정리해 보려고 합니다. 저 자신을 환자로 선택하여 이곳에서 한 번 발가벗겨보려고 합니다. 이 글을 보면서 여러분도 자신에 대한 암시를 받으시기 바랍니다.

2008년 현재 저는 낼 모레면 나이가 50인 사내입니다. 경자년 생이고, 일진은 임진(壬辰)일입니다. 이 얘기는 천간과 지지 때문에 하는 것입니다. 저의 사주를 보면 지지에 신자진(申子辰)으로 아주 강한 수국(水局)을 형성하고 있습니다. 이쯤 밝히면 명리학을 아는 분들은 저의 생년월일은 물론 출생 시각까지 정확히 알아낼 수 있을 것입니다. 일간이 임수인데다가 지지에 이른바 삼합이 떠받치고 있으니, 자존심이 하늘을 찌르는 왕고집임을 어렵지 않게 알 수 있습니다. 사주에서 수기가 왕성하니 가장 먼저 탈이 날 곳은 수에 해당하는 신장인데, 실제로는 금인 폐에서 병이 시작되었습니다.

저는 어릴 적에 운동신경이 둔해서 특히 달리기를 못했습니다. 조금만 달려도 숨이 가빴으니, 당연한 일입니다. 아마도 이것은 10대부터 폐 기능에 이상이 생겼기 때문으로 추측됩니다. 그러다가 결국은 20대 후반에 기흉으로 간단한 수술을 했고, 30대 초반에는 결국 겨드랑이를 째서 엄지손가락만큼 허파를 잘라냈습니다.

5장인 폐에 이상이 생기자, 곧 표리관계에서도 탈이 나서 6부의 대장도 문제가 생겼습니다. 위의 색체표에서 폐와 대장은 같은 금이죠. 폐와 대장은 몸속의 찌꺼기를 내보내는 노릇을 합니다. 한창 자랄 때 그게 잘 안된 것입니다. 20-30대 내내 똥을 시원하게 눈 적이 거의 없습니다. 똥이 아주 가늘거나 풀어지고, 어떤 때는 마치 물찌똥 같은 변을 보았습니다. 그렇다 보니 원래 똥이 그런가 보다 하고 지냈습니다.

폐는 몸의 양쪽에 하나씩 있습니다. 그렇다면 어느 쪽이 고장 났을까요? 색체표의 발병처를 보면 금에는 오른쪽이라고 나옵니다. 실제로 오른쪽 폐에 기흉이 생겼고, 수술을 했습니다. 몸에서 폐가 기를 주관하는데, 주로 내려주는 노릇을 합니다. 인체의 기는 오른쪽으로 내려가서 왼쪽으로 올라갑니다. 내려주는 것은 폐가 맡고 올려주는 것은 간이 맡죠. 그러니까 폐가 탈이 나면 기가 내려가는 기능에 문제가 생기고, 그래서 오른쪽이 문제가 생기는 것입니다.

반대로 만약에 간에 탈이 난 사람이라면 어떨까요? 발병처를 보면 간목은 왼쪽으로 돼 있습니다. 그러니까 간 환자들은 왼쪽에서 먼저 문제가 시작된다는 것을 알 수 있습니다. 그리고 올려주는 기능에 문제가 생기죠. 젖꼭지 밑의 기문혈을 눌러보면 증상을 앞 수 있습니다. 간의 모혈이기 때문에 무척 아픕니다. 실제로 제가 아는 간 환자 중에는 왼쪽 폐에 문제가 생긴 경우를 보았습니다. 젊어서 폐결핵(폐허에서 옴)을 앓았는데, 이것을 약으로 치료하지 않고 의사가 권하는 대로 폐를 잘라냈던 것입니다. 허증이 실증으로 바뀐 셈이죠. 이것이 다른 장부로 옮겨가면서 결국은 간이 직격탄을 맞은 것입니다.

폐와 간은 인체에서 기를 내리고 올리는 노릇을 한다고 했습니다. 이런 순환 원칙에 따라 기가 맷돌처럼 몸을 돌아갑니다. 그런데 그 가운데에서 돎을 주관하는 장기가 또 있습니다. 비장과 위장이 그것입니다. 비위는 마치 맷돌 복판의 암쇠와 숫쇠처럼 몸 전체의 기를 돌리는 축 노릇을 합니다. 위장은 기를 끌어내리고 비장은 기를 밀어올리죠. 그래서 기를 끌어내리는 가장 강한 혈인 족삼리가 위경락에 있는 것입니다.

그렇다면 폐에 문제가 생긴 저의 경우 비위의 기능이 어떨까요? 당연히 문제가 생겼겠죠? 특히 비위 중에서 아래로 기운을 내려주는 위장에 문제가 생겼을 것입니다. 위장은 입을 직접 지배합니다. 저는 여태까지 살면서 밥을 맛있게 먹은 적이 거의 없습니다. 끼니란 영양분을 보충하는 정도로 알고 지냈죠.

몸이 많이 좋아지니까 입맛이 살아나고, 식도락가들의 취미를 이해할 수 있게 되더군요. 그러니까 입맛이 없는 것은 위장의 문제이고, 저의 경우에는 폐의 이상으로 위장에 장애가 생긴 것입니다. 위장에 문제가 생기면 몸이 삐쩍 마르겠죠? 실제로 그렇게 생겨먹었습니다.

5미로 가면 다섯 가지 맛이 나오는데, 맛을 잘 모르다보니 쓴맛에도 둔감해집니다. 옛날, 시골에서는 여름에 더위 타는 사람에게는 익모초를 갈아주었는데, 세상에 이보다 더 쓴 약이 없습니다. 그런데도 저는 그것을 벌컥벌컥 마셨습니다. 약간 씁쓰레한 정도였습니다. 폐에 이상이 있으니 그것을 극하는 쓴맛이 몸에 좋았던 것입니다. 나이가 50줄에 접어드니, 이제는 매운 맛도 좋아집니다. 전에는 얼얼해서 별로 좋아하는 편이 아니었는데, 요즘은 짬뽕도 좀 매운 듯한 것이 좋고, 특히 입맛이 없을 때

청양 고추를 고추장에 찍어먹으면 오히려 속이 시원해지는 느낌이 좋습니다. 이것은 몸에 열이 필요하다는 얘기겠죠. 나이 들어간다는 증거이기도 합니다.

특정한 맛에 집착하거나 갑작스런 변화(호오)가 생기면 병중으로 보아야 합니다. 평상시에는 몸이 알아서 자신에게 부족한 것을 당깁니다. 없는 것을 채우려는 것이죠. 그래서 부족한 것을 좋아하고 넘치는 것을 싫어합니다. 몸이 스스로를 지키려는 정체성 때문입니다.

비위는 토인데 입과 관련이 있습니다. 특히 피곤하면 입술이 트는데, 비위에 문제가 생기기 때문입니다. 입술에 윤기가 있고 살이 많으면 비위가 좋은 것입니다. 입술이 반대로 얇고 말랐으면 비위가 안 좋은 것이죠. 같은 입술이라도 윗입술은 양인 독맥의 끝이기 때문에 윗입술이 발달한 사람은 자기주장이 강합니다. 반대로 아랫입술은 음인 임맥의 시작점이기 때문에 아랫입술이 발달한 사람은 다소곳한 음의 속성을 많이 지니겠죠.[11]

여자는 아랫입술이 약간 발달하는 것이 좋겠고, 남자는 그 반대일 것입니다.

같은 목에 속하는 〈비위-입-살-침-생각〉은 상호 관련성이 있습니다. 입은 잇몸과 이빨을 다 포함하는 것인데(물론 이들도 오행상 배속이 각기 다르지만), 잇몸이나 이빨이 고장 나면 음식물을 씹을 수가 없고, 덜 씹은 채로 삼키면 위장이 부담을 느낍니다. 위장의 부담은 비장에 충분한 곡기를 공급하지 못한다는

----

[11] 동의에의 초대, 62쪽.

얘기고, 이것은 살이 빠지는 결과를 초래합니다.

침 역시 음식물을 삭이는 요소이니 입에서 침이 많이 나와 야만 위의 부담을 줄일 수 있는데, 생각을 너무 골똘히 하거나 고민이 많으면 입안이 바짝바짝 타면서 침이 나오지 않습니다. 따라서 명상으로 들뜬 생각들을 몽땅 버리면 입안에 저절로 침 이 흥건히 고입니다.

이들은 이처럼 서로 묘한 관계를 이루면서 상호작용하고 있 습니다. 오행색체표는 이런 관계들에 대한 관찰 결과입니다.

그렇다면 살색은 어땠을까요? 20대 초반까지는 괜찮았는데, 후반으로 접어들면서 창백해지기 시작했습니다. 5색에서 금은 흰색이죠. 군대에서 보병생활을 했는데 너무 많이 걸어서 6개월 이면 군화를 한 켤레씩 갈아 신어야 했습니다. 그런 무리한 생활 을 하는 사이에 점차로 몸이 망가진 듯합니다. 살색은 그 사람의 체질에 따라서 독특한 빛을 냅니다. 관상학에서는 크게 두 가지 를 봅니다. 전체의 형과 색. 얼굴 전체의 형상은 바뀌기가 어렵지 만, 얼굴에 나타나는 색은 끊임없이 변합니다. 그래서 형보다도 찰색에서 그 사람의 현재 정보를 정확히 파악할 수 있습니다.

오행표에서 보듯이 신장이 안 좋은 사람은 살색이 거무스름 하고 심장이 안 좋은 사람은 불그죽죽합니다. 그런데 이 색깔이 주 는 좋고 나쁨의 기준은 윤이 나며 보기 좋은 밝은 색인가 그렇지 않은가에 달려 있습니다. 비장이 안 좋은 사람이면 살색이 노르스 름하겠지요. 그런데 그 노르스름하면서도 어두운 느낌이 나면 좋 지 않은 것이고, 밝은 느낌이 나면 좋은 것입니다. 그래서 오래 관 찰하는 훈련을 해야만 정확히 판별할 수 있습니다.

살색은 그렇다 치고, 그러면 살갗은 어땠을까요? 5주로 가면 살갗이 폐에 해당합니다. 살이 빠지면서 쪼글쪼글해졌습니다. 위장의 기능이 떨어지면서 몸이 마르게 되고 주름이 많아졌습니다. 몸의 진기가 많이 빠졌기 때문입니다. 이런 증상의 뿌리는 선천지기를 관장하는 신장에 있습니다.

제 사주에 강한 수국이 형성되었다고 했죠? 오장 중에 신장이 수에 해당합니다. 기가 너무 응축되어서 활동에 장애가 되는 그런 상황인 것입니다.

그렇다면 폐금의 반대편인 간목에 이상이 있는 사람은 어떨까요? 근육에 문제가 생깁니다. 근막건이 목에 해당하기 때문입니다. 간 환자들은 어깨, 팔꿈치, 무릎 같은 마디의 인대가 아프다고 호소합니다. 특히 어깨 부분이 아프다고 합니다. 대부분 운동을 많이 해서 그렇다고 스스로 생각하는데, 진맥을 해보면 틀림없이 간에 문제가 있습니다. 그래서 간을 다스리면 아주 좋아집니다. 이 관절의 통증을 국소치료만 하면 낫기는 낫는데, 시간이 가면 점점 통증이 되살아납니다. 뿌리가 그대로 남아있기 때문입니다. 눈의 이상도 마찬가지지요. 망막에 이상이 생기는 것도 간이고, 횡격막에 생기는 이상도 간입니다. 오행상 모두 목입니다. 나이가 들면서 오는 노안은 간기가 부족한 것입니다. 눈은 목으로 같은 목인 간이 지배하기 때문이죠. 반면, 난청은 신기 부족입니다. 신장은 오행상 수고, 귀 역시 수죠.

통증과 관련하여 8허론에서 말하는 장부관계도 눈여겨볼 필요가 있습니다. 팔허론에서는 무릎은 신장, 고관절은 비장, 어깨는 간, 팔꿈치는 심폐와 관련이 있다고 봅니다. 이름이 8허니 허증이겠죠. 실제로 어깨가 아프다고 하는 사람은 간에 이상이 생긴 경우가 많고, 골반공이뼈가 움직이는 고관절에 이상이 생긴 사람은 비장에 병이 있습니다. 폐가 부실한 저는 활쏘기를 하면서 한 동안 중구미(줌팔의 팔꿈치)에 통증이 와서 고생한 적이 있습니다. 그때는 무심코 지나쳤지만, 침뜸을 배우면서 보니 다 이런 관련이 있는 것이었습니다.

계절상으로 금은 가을입니다. 폐병 환자에게 가을은 좋지 않습니다. 왜냐하면 건조하기 때문입니다. 살갗도 금이고 폐도 금입니다. 폐병 환자는 피부가 건조합니다. 태음이 그 짝인 양명경에 영향을 미쳐 피부를 윤택하게 하는 대장의 기능이 떨어지면서 푸석푸석해지는 것입니다. 반면에 간 환자는 봄을 어려워합니다. 같은 목이기 때문입니다.

멀쩡하던 사람이 갑자기 앓아누웠는데, 땀을 비오듯이 흘려서 옷은 물론 이불까지 흥건히 적시는 경우가 있습니다. 앞의 표에서 보면 땀은 화에 배당되었죠. 심장 이상입니다. 땀은 진액입니다. 몸에서 진액이 많이 빠져나가면 기운이 소진됩니다. 그리고 진액 대사는 신장과 연관이 있습니다. 심장과 신장이 육기론에서 같은 소음군화로 묶여있다는 것을 보면 좀 더 분명한 암시를 얻을 수 있습니다.

이렇게 땀을 흘리는 사람은 심경이나 심포경을 따라서 확인해보면 됩니다. 유혈의 궐음유나 심유, 고황이나 신당 부근이 아파서 제대로 눕지 못하는 경우가 많습니다. 등짝 전체가 땡기니, 환자는 담이나 근육통이라고 오인하기 쉽습니다. 아프다는 곳을 천천히 짚어보면 심장이나 심포와 관련된 유혈인 경우가 많습니다. 나이 많은 사람은 방광 2선 쪽으로 확인하면 더 빠릅니다. 특히 고황은 정철의 가사 「관동별곡」에도 나오는 혈 이름인데, 심포와 신장을 동시에 다스리는 중요한 혈입니다.

감정으로 가보겠습니다. 5지에서 근심이 폐와 같은 금에 해당합니다. 어릴 때는 잘 몰랐는데, 어른이 되고 보니 저 역시 굳이 하지 않아도 될 걱정을 하며 전전긍긍 지낸 것 같습니다.

기우라는 말이 있습니다. 중국의 기(杞)나라 사람이 하늘이 무너지면 어쩌나 하는 걱정을 하며 지냈다는 고사에서 온 말입니다. 그런데 우리 어머니가 이런 걱정을 하며 사셨고, 저 역시 그런 경향이 조금 있어서 무슨 일이든 결말을 보지 못하면 그것을 견디기 어려워하는 편이었습니다. 그러니 초조하게 결과에 집착하여 현재를 있는 그대로 즐기지 못하고 온 세상 일이 모두 근심스러울 따름이지요. 5성에는 슬픔과 울음이 배당되었는데, 근심과 슬픔과 울음이 결합된 상태로 20대 후반을 보냈습니다. 그때 저는 시를 썼습니다. 그러다보니 이런 감정 상태에 푹 빠져들었습니다. 그리고 그 때는 1980년대였습니다. 애잔함이나 섬세한 시보다는 장엄하고 장렬한 경향의 시를 썼습니다. 감상이 짙은 시가 아니라 사상성이 물씬 풍기는 시를 좋아했습니다. 우아미보다는 비장미를 좋아했습니다. 그래서 지금도 전영록의 소녀 취향 노래보다는 조용필의 노래를 좋아하고, 특히 〈킬리만자로의 표범〉을 즐겨 부릅니다. 비장함의 밑바닥에는 슬픔이라는 감정이 깔려 있습니다.

간이 안 좋은 사람은 화를 잘 냅니다. 아마도 누군가에게 따지고 달려드는 사람이 있다면 틀림없이 간 기능이 항진돼 있을 것입니다. 솟는 말뚝이 맞는 법이라는 어른들의 잔소리를 들으며 살 것입니다. 그리고 세상일이 잘 안 풀리니 술을 많이 마실테고, 그러면 간이 치명상을 입습니다. 사회 변혁운동을 하는 사람 가운데 의외로 간 환자가 많습니다. 몸의 상태는 감정과 무관하지 않습니다.

승지는, 감정을 통해서 자신이 지닌 감정을 고치는 방법을 말합니다. 예를 들어, '悲勝怒' 입니다. 즉 슬픔은 분노를 이긴다는 말입니다. 화가 많은 사람에게 아주 슬픈 영화를 보여주면 화가 누그러집니다. 화는 무언가 못마땅한 것을 참을 수가 없는 감정인데, 슬픔에 빠져들면 세상이 허무해져 화가 수그러듭니다. 이런 관계를 말합니다. 실제로 심리치료에 많이 쓰일 수 있는 방법입니다. '恐勝喜' 의 경우, 아주 산만한 아이들에게는 '맞아죽을 지도 모른다' 는 두려움을 불러일으키는 상황을 조장하면 진정된다는 것입니다. '怒勝思' 의 경우, 화내면 골똘히 생각하는 것이 고쳐진다는 것입니다. 상사병은 그에게 화를 내도록 하면 고쳐집니다. '思勝恐' 은, 사람이 공포에 빠지면 움츠러든 채 생각이 멎습니다. 그래서 생각을 하게 만들면 공포로부터 서서히 벗어난다는 말입니다.

승지는 마음의 병인데, 흔히 정신질환으로 분류됩니다. 이런 병에 대한 관심은 오랜 내력이 있어서 옛날에도 아주 잘 활용되었습니다. 옛날에 어떤 집의 부인이 2년 동안 잠을 못 이루었는데, 약으로도 치료가 되지 않았습니다. 그 남편이 장종정[12]이

---

[12] 장종정 : 금원사대가의 한 사람. 체한 질병에 한(汗), 토(吐), 하(下)의 3법을 사용. 공하파의 명의.

라는 의원에게 치료해달라고 했는데, 맥을 보고는 비장에 문제가 있다고 판단, 마음을 격분시키기로 했습니다. 그 집의 바깥양반과 짜고서는 진찰한답시고 몇날 며칠을 진탕 놀고먹으며 많은 재물을 탕진하고는 처방도 내주지 않고 가버렸습니다. 그러자 부인이 노발대발하더니 땀을 흘렸고, 그날 저녁부터 8-9일간이나 잠을 자더랍니다.[13]

앞의 분류표에서 보면 '怒勝思'에 해당되겠죠. 이런 원칙을 임금에게 적용하면 어떻게 될까요? 능지처참을 당할 것입니다. 임금은 병이 나은 뒤에 징벌한 것을 후회하겠죠. 조선시대 한 의녀의 삶을 다룬 「대장금」이라는 드라마에 임금의 마음을 고치려고 하는 장면이 나옵니다. 물론 드라마이기 때문에 상상력의 소산이겠지만, 바로 이런 생리를 이용한 것입니다.

5과로 가면 금에 구와상기가 있습니다. 오래 누워 있으면 기를 상한다는 뜻입니다. 이건 제가 잘 압니다. 대학 다닐 때 시 쓴답시고 거의 방바닥에 엎드려서 생활했거든요. 그랬더니, 다음날 깨어나기 힘들 정도로 기가 소진됐습니다. 눈만 감으면 방바닥이 푹 꺼지면서 땅속으로 한없이 떨어지는 것 같았습니다. 그린 생활을 4년 내내 했으니 몸이 남아날 리 없겠지요. 그래서 졸업하던 30살 무렵에 최악의 건강상태였습니다. 요즘은 오히려 그때보다 더 나아졌습니다.

구행상근은 오래 걸으면 근육이 손상된다는 뜻입니다. 이건 이치상으로도 그럴 것 같습니다. 오래 걷는다는 것은 인대의 뭇

---

[13] 동양철학과 한의학, 295쪽에서 재인용.

이니 말입니다. 그런데 중요한 점은 이런 상식을 넘어서는 지혜가 앞의 색체표에 있다는 것입니다.

오래 걷는다는 것은 밖에서 생활한다는 것이고, 그런 생활에 빠져있는 사람은 같은 오행의 눈이 안 좋다는 것입니다. 햇볕을 많이 쬐어 그렇다고 볼 수도 있지요. 더 중요한 사실은 이런 사람들이 중풍을 많이 맞는다는 것입니다. 중풍은 간기입니다. 간은 오행상 목이고, 눈도 역시 목이죠. 따라서 이런 환경에 놓인 사람은 그에 대한 대책을 세워야 합니다. 학교현장에서 이런 환경에 처한 사람은 체육교사죠. 그래서 체육교사들이 눈병과 중풍에 많이 시달립니다. 그리고 체육교사 치고 몸이 성한 사람이 별로 없습니다. 대부분 인대 이상이 많습니다. 인대 이상이 오면 반드시 디스크 같은 골절 병이 뒤따르죠.

구시상혈은 오래도록 뚫어지게 보는 일에 매달리면 혈기를 상한다는 말입니다. 혈은 심장에서 주관하기 때문에 모니터를 오래 보면 같은 화에 해당하는 정신이 상합니다. 구좌상육은, 오래 앉아 있으면 살이 찐다는 얘깁니다. 비만의 문제가 심각한 요즘 깊이 생각해 보아야 할 문제입니다. '찐다, 빠진다'의 기준은 자신이 가장 건강할 때입니다. 즉 20세 전후의 몸 상태와 비교하면 됩니다. 구립상골은 오래 서 있으면 뼈를 상한다는 말입니다. 교사들이 그런 경우겠죠. 서 있을 때 뼈로 받치고 서있으면 틀림없이 이렇습니다.

5화는 꽃인데, 華는 열매 맺는 꽃을 말하고, 花는 열매 맺지 않는 꽃을 말합니다. 장미는 花고 연꽃은 華죠. 오행대로 손발톱은 목의 꽃이고, 얼굴은 심장의 꽃이며, 입술과 젖가슴은 비장의 꽃이고, 털은 폐의 꽃이며, 머리칼은 신장의 꽃입니다. 비위가 충실한 사람은 젖가슴이 탄력 있고 탐스러우며, 신기가 충실한 여자의 머리칼은 윤이 납니다. 각기 그 장부의 꽃이기 때문입니다. 심장이 튼튼한 여자는 얼굴이 환하게 붉습니다. 손발톱의 무좀도 간기가 부족한 것입니다. 그렇다면 지지에 삼합이 수국을 형성하고 있는 저는 어떨까요? 머리카락의 올이 아주 굵고 하얗게 세었습니다. 센 머리는 저희 집안 내력입니다. 대머리는 열이고 센머리는 허입니다. 마흔이 넘자마자 금방 하얘지더군요.

어렸을 적에 옆집에 살던 동무의 엄지손가락이 유난히 짧고 뭉툭해서 놀렸던 기억이 납니다. 엄지손가락의 모양은 폐경락과 관련이 있습니다. 폐경락이 엄지손톱 바깥 모서리에서 시작되기 때문입니다. 그 동무는 어렸기 때문에 폐병을 앓지는 않았지만, 그 동무의 아버지가 폐결핵을 앓았습니다. 그러니까 그런 체질이 유전으로 내려온 것이었겠죠.

체질상 폐 쪽에 문제가 생기면 엄지손가락이 휜다든가 짧다든가 하는 이상이 생깁니다. 저 역시 폐가 안 좋은 편이어서 손가락을 펴놓고 보면 엄지손가락이 약간 짧은 듯한 느낌을 줍니다. 보통 엄지손가락의 끝이 검지의 둘째마디 높이에 오는 것이 적절합니다. 길어도 짧아도 문제입니다.

그런데 30 중반부터 저의 건강이 꾸준히 좋아졌는데, 묘하게도 활쏘기를 한 시기와 일치합니다. 양궁과 달리 국궁은 엄지손가락에 쇠뿔로 만든 깍지라는 것을 걸어서 당깁니다. 그러다 보니 시위를 엄지손가락이 당기게 되고, 엄지는 엄청난 압력을 받습니다. 깍지 낀 오른손가락을 강하게 자극하다 보니, 그리로 흐르는 폐의 경락에 영향을 준 것으로 생각합니다.

이런 논리를 확산시키면 모든 경락의 영향을 추리할 수 있습니다. 심장경락은 새끼손가락에서 시작되니, 새끼손가락이 특히 작거나 구부러지거나 해서 정상이 아니라면 심장 쪽에 문제가 생기는 체질임을 알 수 있습니다. 심포는 가운데 손가락에서 시작되므로, 가운데 손가락에 변형이 생긴다면 혈액순환에 지장을 주겠죠.

엄지발가락에서는 비장경과 간경이 시작됩니다. 따라서 엄지발가락의 모양이 이상하다면 비장과 간의 이상이라는 것을 알 수 있습니다. 실제로 제 주변에 간 환자들이 몇이 있는데, 심한 간병을 앓는 분들을 보면 엄지발가락이 현저하게 작거나 짧습니다. 이것은 그런 체질을 타고났기 때문입니다.

반면에 체질이 아닌 후천성으로 간병을 앓는 분들은 엄지발가락의 크기가 정상입니다. 이로 보아 아이의 엄지발가락에 이상이 생기면 곧 간에 이상이 온다고 보면 됩니다. 거기에 맞춰 예방치료를 하면 되겠지요.

요즘 엄지발가락 때문에 시끌시끌합니다. 무지외반증이 그것입니다. 엄지발가락이 새끼발가락 쪽으로 휘어서 엄지의 뿌리뼈가 볼록하게 튀어나오는 것입니다. 하이힐을 오래 신어서 생기는 후천성이 있는데, 하이힐을 신지 않는데도 그렇게 되는 경우는 엄지발톱에서 경락이 시작되는 간과 비장의 이상 때문입니다. 병원에 가면 마취하고 간단하게 수술을 하지만, 직업상의 버릇이나 체질이 고쳐지지 않는다면 다시 발생하게 돼 있습니다. 따라서 이럴 경우에는 비장과 간을 꾸준히 다스려야 합니다. 특

히 휘어져 솟은 뼈 바로 위에 있는 태백과 태충에 침을 찌르면
효과가 좋습니다.

　5류로 가면, 동물을 분류한 것입니다. 사람이 토에 배당된
이유는 동물의 으뜸이고 중심이기 때문입니다. 주류는 길짐승으
로 몸통 밑에 발이 달려서 목으로 분류하고, 갑류는 딱딱한 껍질
을 가진 짐승으로, 움직일 때 높은 등쪽이 먼저 움직여서 금으로
분류합니다. 목은 아래에서 올리고, 금은 위에서 내리는 속성을
지닙니다. 비류는 날짐승인 새인데, 어깨 부위를 움직이죠. 어깨
는 위쪽에 해당해서 화로 분류합니다. 어류인 물고기는 꼬리부
터 움직입니다. 꼬리는 밑이죠. 수에 해당합니다. 길짐승에게는
털이 있고, 날짐승에게는 깃이 있으며, 물고기에게는 비늘이 있
고, 갑각류에게는 딱딱한 피부가 있습니다.[14]

　그리고 동물이나 사람이나 위와 아래를 잘 구별해야 합니
다. 동물은 머리와 꼬리가 수평으로 놓여 있고, 사람은 위아래로
서 있는데, 식물은 그 반대입니다.[15] 즉 뿌리 부분이 사람이나 짐
승의 머리에 해당합니다. 가지는 꼬리 부분이죠. 이렇게 이해해
야만 나중에 식물의 속성을 이해할 때 혼란을 일으키지 않습니
다. 예컨대, 땅 속에 있는 뿌리 식물은 기운을 위로 올려주는 속
성을 지닙니다. 그래서 무를 먹으면 기가 위로 올라와서 트림을
하는 것입니다. 따라서 기가 상승한 사람에게는 무로 약을 지으
면 안됩니다. 반대로 옥수수수염 같은 경우에는 허공에 떠 있습

[14]　한규성, 역학원리강화, 동방문화, 1993, 148–151쪽.
[15]　김홍경, 동의 한 마당. 신농백초, 2005, 239–240쪽.

니다. 따라서 기운을 내려주는 속성을 지닙니다. 이렇게 위와 아래를 잘 구별해야 약을 잘 활용할 수 있습니다. 식물의 위는 가지가 아니라 뿌리입니다.

이런 식으로 색체표를 보면 무한정으로 얘기하고 분석할 수 있습니다. 여러 사물 간의 공통점과 차이점을 분류해서 오랜 세월 적용해온 것입니다. 생활 속에서 이 원리를 적용하여 활용하면 많은 도움을 얻을 수 있습니다. 오랜 숙련이 필요합니다.

사다리 신궐진단법과 오행 색체표의 오행배치가 서로 다릅니다. 즉 금화가 바뀌었죠. 하도와 낙서의 차이입니다. 원칙이 잘 맞던 최초의 사회에서 좀 더 복잡한 사회로 이동하면서 그것이 인간의 신체에 영향을 주었기 때문에 나타난 현상이라고 보면 될 듯합니다.

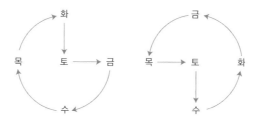

하도의 배치를 보면 중앙의 토를 중심으로 목이 동, 화가 남, 금이 서, 수가 북으로 배치됩니다. 상생의 관계로 보면 금에서 토로 왔다가 화로 갑니다. 둥글게 돌던 흐름이 금에서 토-화로 꺾이며 금과 화 사이에 이빨 빠진 원이 되는 것입니다.

그런데 낙서로 오면 숫자의 배치가 약간 달라집니다. 토가 중심인 것도 같은데 화와 금의 위치가 바뀌었고, 상극관계에 따라 흐르는 화살의 흐름도 바뀝니다. 그래서 상극관계에 따라 금-목-토-수-화로 배치되죠. 그런데 이렇게 배치해 놓으면 목에서 토로 갔다가 수로 가는 바람에 목과 수 사이에 이빨 빠진 원이 됩니다. 즉 이빨 빠진 부분이 서로 상반되는 자리에 옵니다. 이 이유는 화와 금의 자리가 바뀌었기 때문입니다. 이것을 주역에서 금화교역이라고 합니다.[16] 바로 이 금화교역의 원리에 따라 주역이 전개되는 것입니다. 그것이 주역의 배치원리입니다.

앞에서 천기와 지기를 얘기했지요. 천기는 태양 에너지가 지구에 들어오는 양에 따라 구별한 것이고, 이것을 잘 설명한 것이 오행론이며, 지기는 태양의 영향이 지구에 나타나는 온도나 날씨의 변화를 말한다고 해서 그것을 육기론으로 설명했습니다. 바로 이 차이입니다. 그래서 오행론이 원칙에 가깝다면, 육기론은 그것의 응용이라고 볼 수 있습니다. 체와 용의 관계라고 할 수 있습니다. 하도와 낙서의 근거가 바로 이것입니다. 현실성이 강한 육기론이 신궐진단법의 근거가 되고, 원칙론에 가까운 오행론이 색체진단표의 내용이 되는 것입니다.

9. 진단법과 치료법 총정리

① 진단법

병은 진단이 중요합니다. 치료는 그 다음입니다. 여기서 지

---

[16] 한동석, 우주변화의 원리, 대원출판사, 2003, 249–256쪽.

금까지 배운 진단법을 정리해보면 다음과 같습니다. 이 정도의 방법으로 진단할 때 드러나지 않을 병은 없다고 봅니다.

- 혈 자리를 일일이 눌러보는 법
- 원혈진단법
- 유혈(등) 진단법
- 모혈(배) 진단법
- 세 통로 진단법
- 신궐진단법
- 색체표 진단법
- 혀 진단법
- 맥 진단법

끝으로, 암 진단법을 소개하고자 합니다. 암은 옛날에도 있던 병이지만, 현대의학이 발달하면서 가장 무서운 병으로 떠오른 것입니다. 그리고 문명병의 성향도 강해서 스트레스가 암의 원인이 됩니다. 그래서 근래에 발견된 그 진단법을 소개하고자 합니다.

암인지 아닌지를 진단하는 방법은 두 군데서 이루어집니다. 먼저 신대극과 신내극이라는 혈이 허벅지 뒤쪽에 있습니다. 방광경 중에서 허벅지 중간쯤에 은문이라는 혈이 있습니다. 은문은, 엉덩이 밑선의 승부와 오금의 위중을 잇는 1/2 약간 위쪽에 있습니다.

이 은문의 약간 밑에서 양쪽으로 1촌 바깥에 두 혈이 있습니

다. 바깥쪽이 신대극이고, 안쪽이 신내극입니다.[17]

이곳을 눌러보면 암 환자들은 자지러지게 아프다고 반응합니다. 물론 보통 사람도 약간 뻐근한 것은 있습니다. 그러나 암 환자들은 못 견디게 아파합니다. 신내극은 암 진단처고, 신대극은 종양 진단처입니다. 암이나 종양이나 아주 큰 병이죠.

암을 진단하는 또 다른 곳은 발바닥입니다. 평발은 군대를 가지 못하는데, 바로 그 평발을 판단하는 곳에 혈이 다섯 개가 흩어져 있습니다. 이것을 암근혈이라고 하는데, 오른발의 경우 다음과 같은 모양입니다.

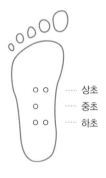

····· 상초
····· 중초
····· 하초

이 중에서 위의 두 개는 상초, 중간은 중초, 아래는 하초입니다. 그러니까 상초는 주로 폐암, 중초는 간담이나 비위, 소장 대장, 하초는 신장이나 방광 같은 것이겠지요. 암이 있는 사람은 이곳을 누르면 손도 대지 못하도록 자지러지게 아파합니다.

② **치료법**

이상의 진단에서 병이 어느 장부에서 왔는가를 찾았다면 이제 치료를 해야겠지요. 우리는 침뜸으로 치료하기 때문에 혈을 고르는 것이 열쇠입니다.

왕초보인 우리가 할 수 있는 가장 좋은 방법은 혈을 직접 눌

<hr />

[17] 이병국, 경혈을 찾는 요령, life21, 2005, 198-199쪽.

러보는 것입니다. 환자가 왔을 때 진단을 해보니 폐가 원인이라고 판단했다면 우선 폐경락의 혈을 눌러봅니다. 폐경락은 양쪽에 하나씩 있으니 다 확인해야 합니다. 해보면 좌우의 반응이 각기 다릅니다. 아프다는 곳을 기억해둡니다. 굳이 많은 혈을 기억할 것 없습니다. 가장 아프다고 하는 두 세 군데면 됩니다.

여기까지는 누구나 다 할 수 있는데, 그 다음이 문젭니다. 처음 환자를 마주하면, 여기서 어떻게 더 진도를 나가야 할지 막막하지요. 이때 앞서 배운 여러 관계를 떠올려야 합니다. 바로 이것입니다.

- 표리 : 좌우
- 동기 : 상하
- 이중표 : 장부 상통
- 상생상극 : 장부 균형

폐와 이런 관계에 놓인 해당 경락의 혈을 눌러보는 것이지요. 표리관계인 대장, 동기관계인 비장, 이중표 관계인 방광의 주요 혈을 눌러서 가장 아프다고 하는 혈을 한 둘 추가하는 것입니다. 그러면 끝입니다. 아프다고 한 곳에 침을 찌르면 됩니다.

그러면 침을 놓은 혈은 몇 개쯤일까요? 좌우 폐경락에 각기 3개쯤, 다른 관계 경락에 한 둘, 그러면 한쪽에 5개 안팎으로 하여 모두 10개쯤 놓게 되겠지요? 물론 아픈 곳을 확인하고 났기 때문에 좌우의 혈이 대칭을 이루지 않습니다. 여기에 가장 기본이 되는 사관혈이나 족삼리, 삼음교 같은 것이 추가된다면 모두 합쳐 15개 안팎의 혈이 선택될 것입니다.

예를 하나만 더 들어볼까요? 어떤 사람이 속이 더부룩하다며 찾아왔습니다. 그러면 일단 위경락의 문제라고 짐작할 수 있습니다. 그러나 좀 더 확실하게 진단을 해봅니다.

앞서 배운 여러 가지 진단법을 활용합니다. 그러면 원인이 되는 장부가 무엇인지 알 수 있을 것입니다. 만약에 예상대로 위가 원인이라고 한다면 위경락 상의 혈을 눌러봅니다. 병의 상태에 따라서 아픈 곳이 다릅니다. 그렇게 좌우 위경락에서 각기 3개 정도 선택합니다.

그리고 그 다음 단계로, 관계 경락을 찾아봅니다. 표리관계인 비장, 동기관계인 대장, 이중표 관계인 심포의 경락을 따라가며 혈을 눌러서 유난히 아픈 곳을 두어 군데 고릅니다. 그리고 침을 놓습니다. 그러면 끝입니다.

체한 것 같다고 찾아왔는데, 진단 결과 간이 원인으로 밝혀질 때가 있습니다. 그러면 간을 중심으로 혈을 찾으면 됩니다. 좌우 간경락에서 아픈 혈을 각각 3개 정도 찾은 다음, 담(표리), 심포(동기), 대장(이중표)의 혈을 주욱 눌러서 가장 아픈 것을 두어 개 고릅니다. 그리고 그 자리에 침을 놓습니다.

혈의 숫자에 집착할 필요가 없습니다. 통증을 느끼는 혈이 많으면 많은 대로 다 써주면 됩니다. 3개니 2개니 한다고 해서 꼭 그 숫자에만 매달릴 필요가 없다는 얘깁니다. 몸이 원하는 대로 해주면 됩니다. 몸은 혈자리의 통증으로 표현을 하죠.

침뜸 책을 읽어 보면 어려운 말들이 나옵니다. 좌병우치 우병좌치, 상병하치 하병상치, 근린취혈 원격취혈, 뭐 이런 것들입니다. 환자를 놓고 혈을 어떻게 골라야 하는가를 말하는 것입니다. 원리를 따지자면 골머리가 아프지요. 그러나 걱정할 것 없습니다. 병난 곳을 지나는 경락이 어떤 경락인가 확인하고, 우리가 위에서 방금 해본 방식으로 혈을 선택하면 이 복잡한 용어로 설명하려는 방법이 다 포함됩니다.

나중에 진도를 더 나가면 이미 배운 원혈, 유혈, 모혈 말고도 낙혈, 극혈, 오행혈, 4총혈, 8회혈 같은 특정혈에 대해 배우는데, 이것을 자세히 알면 혈을 고르는 데 한결 도움이 됩니다. 그렇게 되기까지는 많은 공부와 실습이 필요합니다. 그러나 경험이 부족하고 그런 것을 모른다고 해도 괜찮습니다. 눌러서 아픈 곳을 찾으면 되기 때문입니다.

10. 기타 선혈법과 치료법

병을 치료하는 데는 진단이 가장 중요합니다. 진단만 정확히 이루어지면 고치는 것은 어렵지 않습니다. 그런데 병을 고치지 못하는 이유는 방법이 없기 때문이 아니라, 그 병의 뿌리가 어디인지를 몰라서 그러는 것입니다. 그리고 그것을 알아보는 능력은 오랜 경험과 정확한 이론에 의해서 생기는 것이기 때문에 하루아침에 이루기도 어렵습니다. 슬기와 경험이 동시에 필요한 일입니다.

여기서는 좀 더 복잡한 치료법을 몇 가지 알아봅니다. 어렵다고 느낀다면 굳이 읽지 않아도 되는 내용입니다. 그러나 알면 정말 유용하게 써먹을 수 있는 방법입니다.

① 오행침과 사암침

오행을 이용한 침법에 대해서는, 앞서 잠깐 나왔습니다. 그 때는 오행의 상생과 상극관계를 중심으로 설명했는데, 여기서는 특별히 사암침법을 소개합니다.

우리 몸에는 12경락이 있고, 이를 따라서 360여 개의 혈이 있는데, 이 혈들은 각기 특징이 있어서 그 성질이 모두 다릅니다. 음양오행 이론의 위대함은, 이러한 잡다한 존재들에 일정한 법칙을 부여해서 일목요연하게 이용할 수 있게 해준다는 점입니다. 물론 이것은 이전의 수많은 현인들이 슬기를 내어 찾아낸 것입니다.

오행이라는 이론으로 혈의 특징을 정리했다면 각 혈마다 5개의 혈들이 선정되었을 것이고, 이들 간에 묘한 공통점과 차이점을 발견했다는 것을 뜻합니다. 이 혈들은 각기 손과 발에 있고, 팔꿈치와 무릎의 아래쪽에만 있습니다. 간 경락에도 목화토금수에 해당하는 혈이 하나씩 있고, 심장경에도 마찬가지입니다. 열두 경락 모두에 이렇게 혈이 있습니다.

간은 원래 오행상 목입니다. 따라서 간 경락에 배속된 모든 혈은 목의 특징을 지닙니다. 그런데 그 안에 다시 목화토금수의 특징을 띠는 혈이 있다는 것입니다. 전체가 목의 특징을 지니는 간경의 혈들 중에서도 유달리 화의 특징을 지닌 혈도 있고, 금의 특징을 지닌 혈도 있다는 얘깁니다.

그렇다면 감기에 걸려서 기침이 심한 환자도 간경락에 있는 금의 특징을 지닌 혈을 건드리면 고칠 수 있다는 얘기입니다. 신기한 일 아닙니까? 간경락 중에 금의 특징을 지니는 혈은 중봉입니다. 따라서 감기 환자나 해수 천식 같은 병에는 폐경락의 혈을 선정하여 침을 놓겠지만, 여기에 간 경락의 중봉을 추가하면 좀 더 효과를 볼 수 있다는 얘기입니다.[18]

이렇게 수 천 년에 걸쳐서 내려온 혈들의 특징을 오행으로 정리한 것이 다음 표입니다. 이것을 오행 혈이라고 합니다.

	井 乙木	榮 丁火	俞 己土	經 辛金	合 癸水		井 庚金	榮 壬水	俞 甲木	經 丙火	合 戊土
간	대돈	행간	태충	중봉	곡천	담	규음	협계	임읍	양보	양릉천
심	소충	소부	신문	영도	소해	소장	소택	전곡	후계	양곡	소해
심포	중충	노궁	태릉	간사	곡택	삼초	관충	액문	중저	지구	천정
비	은백	대도	태백	상구	음릉천	위	여태	내정	함곡	해계	족삼리
폐	소상	어제	태연	경거	척택	대장	상양	이간	삼간	양계	곡지
신	용천	연곡	태계	복류	음곡	방광	지음	통곡	속골	곤륜	위중

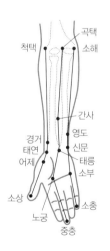

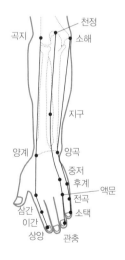

18 임상실용 종합침구학, 728쪽.

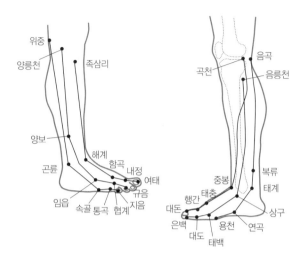

　　오행침은, 이곳에 나오는 혈만을 이용해서 치료하는 것을 말합니다. 오행침의 원리는 모보자사론입니다. 즉 어떤 장부에 병이 왔으면 그 병이 생긴 장부의 자식 쪽을 덜고(瀉) 어미 쪽을 북돋운다(補)는 뜻입니다. 예를 들어 폐에 병이 왔으면 자식인 신장쪽을 사하고, 어미 쪽인 비장을 돋운다는 것입니다. 상생관계를 이용한 것이죠.

　　사암오행침은 여기에 억관법을 곁들인 것입니다. 억관이란 상극관계를 말합니다. 이때에는 반드시 허실관계를 파악해야 합니다. 그런 뒤에 상극에 해당하는 요소를 덜어내거나 북돋우는 것입니다. 따라서 사암침법의 원리는 이렇게 요약됩니다.

　　실하면 자식을 덜어내고 관을 북돋우며, 허하면 어미를 북돋우고 관을 덜어낸다.[19]

....
[19]　　사암오행침 해설, 17~18쪽. 實則瀉其子補其官, 虛則補其母瀉其官

한 장부에 병이 들면 그로 인하여 오장육부 전체의 균형이 깨집니다. 예를 들어 폐에 병이 왔으면 이것은 상생과 상극 관계에 의하여 다른 장부에 영향을 미칩니다. 따라서 오행의 원칙에 따라서 자식인 수(신장)를 사하고, 나를 억압하는 관계에 있는 화(심장)를 북돋아주는 것입니다. 폐인 내가 병이 들면 나를 통제하던 화가 폐에 미치는 영향력도 줄어듭니다. 그렇기 때문에 화에 기운을 더 실어주면 힘이 강해져서 폐를 통제하는 힘이 생기는 것입니다. 그래서 균형을 잡는 것입니다. 따라서 폐경락 중에서 자식에 해당하는 수와 관에 해당하는 화에 침을 놓으면 되는 것입니다. 앞의 도표를 보면 어제와 경거가 그곳입니다. 그러면 폐경락에서 두 개의 혈이 선택됩니다.

　그런데 이런 관계를 경락 전체로 확대하면 폐의 병을 다스리기 위해서 오행상 폐와 관계가 있는 수의 신장과 화의 심장경에서 혈을 추가하면 됩니다. 신장경의 수에 해당하는 혈과 심경의 화에 해당하는 혈을 앞의 표에서 찾아보면 음곡(수수)과 소부(화화)가 됩니다. 따라서 폐의 병을 다스리기 위한 사암오행침의 혈은 본 경락에서 어제와 척택, 다른 경락에서 음곡과 소부를 선택하게 됩니다. 이것이 사암오행침의 원리입니다.

　류머티즘 관절염의 원인은 소장 이상입니다. 그러면 이 소장의 병을 사암오행침으로 다스리자면 어떻게 할까요? 소장은 오행상 화이니, 토를 사하고 수를 보하면 됩니다. 앞의 표를 보면 소장에서 토에 해당하는 것은 소해이고, 수에 해당하는 것은 전곡입니다. 다른 경락에서 수에 해당하는 것은 통곡이고, 토에 해당하는 것은 족삼리입니다. 따라서 소장 이상을 다스리려면 소해, 전곡, 통곡, 족삼리를 다스리면 됩니다.

이런 방식을 허실에 적용한 것이 이상의 방법인데, 사암침법은 꼭 허실에만 적용되는 것이 아닙니다. 병의 원인에 따라서 열증이나 한증에도 이런 원리가 그대로 적용됩니다. 예컨대 열증에는 화를 사하고 수를 보하는 것입니다. 한증에는 그 반대겠죠? 그래서 간단한 원리가 병의 원인에 따라서 무궁무진하게 확대됩니다.[20] 정격, 승격, 열격, 한격, 풍격 같은 용어들은 그런 다양한 처방을 보여주는 말들입니다.

사암오행침의 선택 자체가 보사를 활용한 것입니다. 그런데 여기에다가 침을 이용한 보사법까지 이용하면 그 효과는 절정에 이릅니다. 여기서 보사법은 생략하겠습니다. 처음 배운 분이 보사법까지 하면 헷갈려서 보할 곳을 거꾸로 사한다면 큰 화를 부릅니다. 중급 이상의 단계에 가서 다시 배우도록 하겠습니다.

사암침법을 적용하려면 그 전에 분명히 해야 할 것이 있습니다. 허실 파악이 그것입니다. 그런데 허실을 파악하는 일이 정말 쉽지 않습니다. 때로는 침뜸의 고수들도 잘못 파악하는 경우가 많습니다. 사암침법은, 허실만 분명히 구별하면 정말 탁월한 효과를 냅니다. 이 말은 허실을 반대로 잘못 짚었을 경우에는 몸을 더욱 확실하게 망가뜨릴 수 있다는 것입니다. 즉 북돋우어야 할 것을 덜어낸다면 병은 더 깊어집니다. 그래서 해방 전후에 사암침법을 연구하여 오늘날에 전하는데 크게 기여한 부산의 이재

---

[20] 앞의 책, 19~32쪽. 熱則瀉其火補其水, 寒則補其火瀉其水. 風則瀉其木補其金, 濕則瀉其土補其木, 燥則瀉其金補其火.

원 선생 같은 경우도 이기붕의 하지마비를 치료하는데 잘못하여 오히려 악화시키는 바람에 하늘을 나는 새도 떨어트린다던 이기붕의 노여움을 산 적이 있다고 합니다.[21]

실제로 간 환자에게 사암침법을 적용했다가 한 달 내내 치료했던 효과를 완전히 원상태로 되돌린 경험이 저에게도 있습니다. 여러 가지 증상으로 보아 간실로 진단을 했는데, 병의 원인이 담석이어서 실제는 담실증이었습니다. 실제와 달리 겉으로 드러나는 병이 간실이었던 것입니다.

하지만 허실만 분명하다면 정말 탁월한 효과를 내는 것이 사암침법입니다. 그러나 더욱 분명한 것은, 허실 판단에 자신이 없다면 절대로 쓰면 안 되는 침법이라는 점입니다. 그런데 허실 판단은, 정말 오랜 경험으로도 종종 실수하기 쉽습니다. 그래서 침뜸에 애송이인 저는 환자를 오래, 그리고 여러 번 관찰하여 허실 판단이 분명히 드러나기 전에는 이 방법을 잘 쓰지 않습니다. 침법보다 환자가 더 중요하기 때문입니다.

② 교상합(역상합)

교상합 관계는 오행론과 육기론을 주역의 이론으로 합성한 것입니다. 그래서 역상합이라고도 합니다. 주역의 상합이라는 말이죠. 원래, 오행론은 천기에 바탕을 두고 장부론으로 나아갔고, 육기론은 지기에 바탕을 두고 경락론으로 나아갔다고 말했을 것입니다. 그런데 이 둘은 서로 다른 듯하면서도 자신이 갖는

---

[21]   사암오행침 해설, 3쪽.

한계를 보완해 줄 수 있는 위치에 있습니다. 그래서 그것을 보완하는 방법으로 끌어들인 것이 교상합이란 이론입니다.

예를 들어 소장(화)과 신장(수)은 서로 관련이 없을 듯합니다. 소장-방광이나 심장-신장의 관계라면 쉽게 알 수 있지요. 수승화강을 이끄는 음양오행의 대표주자들이죠. 그런데 음양이 엇갈려서 연결된 것입니다. 그래서 이름도 교상합입니다. 묘하게 이런 관계를 설명한 것입니다. 이것의 근거가 되는 것이 주역의 64괘입니다. 이 경우에는 수·화의 관계니까, 수화기제와 화수미제 두 괘죠. 이것을 각기 소장과 신장에 대치시켜서 연결 관계를 추적한 것입니다. 이 관계를 좀 더 추적하면 이렇습니다.

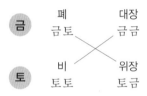

폐는 오행으로 금입니다. 그러나 육기론으로는 태음이고 태음의 특징은 습토입니다. 아주 축축한 흙이죠. 그래서 폐 밑에 금과 토가 있는 것입니다. 앞의 금은 오행론의 특성이고, 뒤의 토는 육기론의 특성이죠. 대장과 비, 위장 밑의 토와 금의 관계가 다 이렇습니다.

이것을 놓고 보면 대장과 비장, 폐와 위장의 관계를 알 수 있습니다. 대장은 육기론이나 오행론 모두 금에 해당하는 건조한 기운이죠. 비는 육기론이나 오행론에서 모두 습한 토 기운입니다. 그러니 이 둘 토생금의 관계가 형성됩니다. 그래서 폐가 안 좋은 사람은 반드시 위장병을 앓게 되고, 대장에 열이 많은 사람은 비장이 제 기능을 못하여 늘 소화불량에 시달립니다. 바로 이렇게 대각선 관계로 맺어지는 은밀한 연결을 주역의 괘상이 보여주는 것입니다.

이것은 치료법에서 혈을 고르고 배합할 때 아주 중요한 원칙으로 작용합니다. 예컨대 두통을 치료할 때의 선혈법에 교상합이 아주 잘 이용됩니다. 머리에는 아주 많은 경락이 지나가기 때문에 원인에 따라 아픈 부위가 모두 다릅니다. 옆 두통은 담 이상이고, 앞 두통은 위장 이상이며, 뒤 두통은 방광 이상이고, 정수리 두통은 간 이상입니다.

이 두통을 다스릴 때 먼저 아픈 부위를 확인하고 그 부위를 지나는 경락이 어떤 경락인지를 알아냅니다. 그리고 그 해당 경락의 원혈과 합혈을 찌르고, 여기에 역상합 관계의 낙혈을 추가하는 것입니다. 예컨대 스트레스로 인한 편두통은 담 이상이므로, 담경락의 원혈인 구허와 합혈인 양릉천에 침을 찌릅니다. 그리고 여기에 역상합 관계인 심포경의 낙혈인 내관을 추가하는 것입니다. 이렇게 활용하면 두통을 잘 잡아낼 수 있습니다. 다른 두통의 경우도 마찬가지입니다.

침을 놓다 보면 이 역상합 관계를 이용하는 경우가 많습니다. 이 원리는 초보단계에서 이용하기보다, 고수들이 왜 그렇게 놓는지, 침을 깊게 배우는 열쇠 중 하나로 공부하면 좋습니다. 고수들의 침놓기를 구경할 때 어떤 원리로 놓는가를 이해해야 하는데, 그러려면 이런 정도는 알아두어야 이해할 수 있습니다.

③ 천간상합

천간상합은, 원래 명리학에서 즐겨 이용하는 개념입니다. 사주 명리학 역시 동일한 음양오행의 원리에 바탕을 두고 있기 때문에 그 원리를 침에 이용한 것입니다. 천간은 갑을병정무기경신임계입니다. 이를 음양오행으로 분류하면 이렇게 됩니다.

	목	화	토	금	수
양	갑	병	무	경	임
음	을	정	기	신	계

그런데 천간은 가만히 있는 것이 아니라 천지의 변화에 따라 서로 결합하는 수가 생깁니다. 예를 들면 목인 갑과 토인 기가 만나면 갑기합토가 됩니다. 목과 기가 만나서 토로 변하는 것입니다. 바로 이런 변화 때문에 불과 여덟 자에 불과한 사주 안에서 변화무쌍한 현상들이 나타나고 포착됩니다. 천간 간의 이런 결합은 이렇게 나타납니다.[22] 거기다가 장부까지 덧붙이면 이렇습니다.

갑기합토 : 담-비

을경합금 : 간-대

병신합수 : 소-폐

정임합목 : 심-방

무계합화 : 위-신

----

[22] 이석영, 사주첩경 1, 한국역학교육원, 2002, 54쪽 ; 변화를 이용하는 지혜 주역, 230쪽.

이 원칙을 치료에도 적용시키면 좋습니다. 예를 들면 소장에 이상이 있다고 판단이 되면, 경거에 침을 놓는 것입니다. 경거는 폐경입니다. 소장경하고는 거의 연결이 안 되죠. 그런데 이 이상한 관계를 연결시켜주는 것이 바로 천간상합입니다. 소장은 오행상 화이면서 양입니다. 앞의 표에서 찾아보면 병입니다. 병(丙)은 천간변화에서 신(辛)과 합하여 수로 변합니다. 신은 오행상 금이면서 음입니다. 앞의 표에서 찾으면 폐죠. 그래서 소장의 이상을 폐(금)의 경거(금)로 치료하는 것입니다. 경거의 정확한 자리를 찾기 어려우면 원혈인 태연을 써도 됩니다.

이 천간상합은, 침의 수를 단 한 개로 줄여서 치료할 수 있다는 장점이 있습니다. 경거 하나에 침을 찔러서 그것의 천간상합 관계인 소장의 병 전체를 다스리는 것입니다. 대신에 다른 침보다 좀 더 오래 찔러놓아야 합니다. 그리고 아픈 곳을 움직여주면 기혈순환이 빨라져서 효과가 좋아집니다. 이와 반대로 폐에 문제가 생기면 소장경(화)의 양곡(화)에 침을 놓으면 됩니다.

임상 이 침법으로 치료를 해본 적이 있는데, 침의 숫자에 비해서 효과는 굉장히 좋았습니다. 배드민턴을 치는 분이 둘이나 무릎이 아프다며 찾아왔습니다. 여기저기 진단으로 혈을 눌러보니, 무릎 바깥쪽의 양릉천을 중심으로 담경락을 따라서 아래로는 발목까지 위로는 허벅지까지 길게 아프다는 것입니다. 그래서 태백에 찔렀습니다.

태백은 엄지발가락의 뿌리 부분 뒤쪽에 있는 혈입니다. 비장의 원혈이며, 오행상으로는 토토혈이죠. 담은 오행상 목이고 양입니다. 천간으로는 갑에 해당하죠. 갑은 기와 합하여 토로 변합니다. 따라서 기에 해당하는 곳을 치료하면 된다는 얘깁니다. 기는 오행상 토이고 음입니다. 토이면서 음인 장기는 비장입니다. 그래서 비장(토)의 태백(토)을 선택한 것입니다.

1시간 가량 침을 꽂고서 발목을 천천히 움직여보라고 했습니다. 그랬더니 시간이 흐르면서 서서히 통증이 줄기 시작해서 완전히 사라졌습니다. 여기에다가 이중표인 심경의 소부를 찌르면 효과가 더욱 강력해집니다.

사다리 천간상합법에서 혈을 정하는 원칙은 오행 혈의 원리입니다. 즉 해당 경락의 오행과 같은 혈을 취하는 것입니다. 간은 목이므로 혈도 목인 대돈을, 위는 오행상 토이므로 토혈인 족삼리를 취합니다. 대돈은 목목혈이고, 족삼리는 토토혈입니다. 이런 식으로 화화혈은 소부, 수수혈은 음곡입니다. 나머지도 이런 식으로 찾아보면 됩니다.

11. 기타 침술

이 밖에도 침술에는 여러 가지가 있습니다. 많이 알려진 몇 가지만 소개하는 것으로 그칩니다. 각기 한 문파를 이루고 있기 때문에 자세히 설명하자면 한이 없습니다. '이런 게 있구나!' 하고 구경하는 그런 정도입니다.

① 동씨 침법

동씨 침법은 이름에서 알 수 있듯이 대만의 동씨 가문에 대대로 내려오던 침술인데, 그 가문에서 공개하여 알려진 것입니다. 그리고 이 침법은 효과가 즉시 나타나기 때문에 한의사들이 아주 좋아합니다. 한의원에서는 동씨 침법과, 뒤이어 설명할 사암침법을 많이 씁니다.[23]

요즘 경락책에 보면 기혈이라는 것이 많이 나옵니다. 즉 정경에 있는 360여 개 혈 이외에 새로운 혈이 발견된 것입니다. 그 새로운 혈 중에 정말 많은 혈이 동씨침법에서 나왔습니다. 근래에 발간된 동씨 침법에 관한 책은 900쪽 가깝게 방대합니다. 그 양을 알 수 있을 것입니다. 따라서 전에 보지도 못하던 혈이 무수히 등장하고 쓰임새도 무궁합니다. 여기서는 그것을 다 소개할 수도 없으니, 우리가 일상생활에서 아주 쉽게 써먹을 수 있는 한 두 가지만 알려드리려고 합니다.

주변에서 가장 많이 볼 수 있는 환자들은 관절 통증입니다. 다른 분야도 마찬가지이지만, 관절 통증 치료에 동씨 침법이 탁월한 효과를 냅니다. 일상에서 쓰임이 아주 많은 이 부분만 간단히 소개하고자 합니다. 동씨 침법의 여러 가지 가운데 견인침법이 그것입니다.

견인침의 견인은, 잡아당긴다는 뜻입니다. 그러니까 아픈 부위를 가운데 놓고서 양쪽에서 두 혈을 취하여 침을 찌르면 그 두 혈이 지렛대가 되어 아픈 부위로 기를 소통시키는 것입니다.

---

[23] 김광호, 김씨일침법 하, 대성의학사, 2001, 25쪽.

아픈 쪽 경락의 유혈(오행혈 중에)과 성한 쪽에 있는 대칭 경락의 혈을 이용합니다.

예를 들어 왼 팔꿈치가 아프면 오른쪽 다리의 풍시와 왼팔의 합곡을 이용하는 것입니다. 이렇게 침 두 개를 놓고서 아픈 부위를 움직여주면 통증이 점차로 줄어들다가 멈춥니다. 이와 같은 방식으로, 왼 어깨가 아프면 오른 풍륭과 왼 중저를 찌르고, 왼 무릎이 아프면 오른 내관과 왼 태충을 찌릅니다. 이렇게 하면 웬만한 관절 통증은 다 멈춥니다.[24]

이상은 관절 통증의 원인이 명확하지 않을 때 쓰는 방법입니다. 이와 달리 관절 통증의 원인이 분명하게 드러날 때는 좀 더 정교하게 혈을 잡을 수 있습니다. 견인침의 원칙은, 아픈 쪽의 유혈과 성한 쪽의 대칭 경락을 이용한다고 했으니, 만약에 왼 팔꿈치가 소장경을 따라서 아프면, 오른발의 신장경락을 지렛대로 이용합니다. 소장경은 수혈이라고 했으니 왼후계를 놓으면 되고, 오른쪽은 수수혈인 음곡이나 원혈인 태계도 좋겠지요. 성한 쪽의 대칭 경락은, 주로 역상합이나 이중표 관계를 이용합니다. 따라서 역상합 관계인 신장경을 썼지만, 이중표 관계인 비장경의 태백혈을 써도 됩니다.

임상 오른발 종아리가 당겨서 30분 이상 서있을 수 없는 50대 여성을 이 방법으로 고친 적이 있습니다. 아픈 부위를 보니 방광경 노선입니다. 그래서 역상합 관계인 반대편의 신문

......
[24] 실용 동씨침법, 16쪽.

과 아픈 쪽의 경골에 침놓고 30분 가량 발을 움직이게 했습니다. 그랬더니 40분쯤 되자 약간 아파오기 시작했습니다. 그래서 곤륜에 침을 추가하고 20분 가량 더 움직이게 했더니, 통증이 완전히 멎었습니다. 며칠 뒤에 확인해보니, 2시간을 서 있어도 통증이 오지 않는다며 아주 좋아했습니다. 이 병은 무려 29년이나 묵은 것이었답니다. 그런 것을 침 한 방에 날려 버렸습니다.

② 평형침법

동씨 침법이 대만의 한 가문에 전해온 것이라면, 평형침은 중국의 왕문원이 30년 넘게 임상한 결과 찾아낸 침법입니다. 군의관인 그는 하북성에서 주민들을 전통 침법으로 치료했는데도 별 효과를 보지 못하여 스스로 새로운 혈을 찾아냈고, 현재 36개로 정리되었습니다.

예컨대 허리를 다친 사람은 미간(인당)에 침을 세로로 찌릅니다. 인후염 같은 목의 통증에는 합곡에서 후계 쪽으로 찌르고, 팔꿈치 통증에는 독비를 찌릅니다. 그러면 통증이 즉각 멈춥니다. 모든 질병에 대해서 침 하나로 해결합니다. 중국만의 고유한 침법이라고 극비에 부쳐서 내내 알려지지 않다가 2002년에 의학 발전을 위해 공개한 것입니다. 여기서는 이 정도의 간단한 소개로 마칩니다.

③ 자오유주 침법

자오는 자오선 할 때의 그 자오입니다. 지지 중에서 북쪽이

자이고 남쪽이 오이니, 시간을 상징하는 용어입니다. 밤낮의 12시를 각기 가리키는 정오와 자정이라는 말에서도 그것을 볼 수 있습니다. 이 침은 명나라 때 서봉이라는 사람이 처음 만들었다고 합니다.[25]

인체는 우주의 움직임에 따라 정교하게 호응을 하는데, 온몸의 혈도 마찬가지로 시간에 따라 열리고 닫히면서 우주 변화를 따릅니다. 그렇게 시간 따라 열리는 혈을 찾아서 치료하는 것이 자오유주침입니다. 예를 들어 일진에 술(戌)이 들어가는 날 11시와 13시 사이에 위의 정혈인 여태혈이 열립니다. 위장병이 있는 사람은 이 시각에 맞추어 침을 찌르고 보사를 해주는 것입니다.[26] 그러니 시간의 흐름과 육십갑자의 변화를 모두 이해해야 하기 때문에 그 원리를 설명하자면 책을 따로 한 권 써도 모자랄 지경입니다.

이 시간에 맞춰 침을 찌르면 기감이 훨씬 강합니다. 평상시보다 효과도 훨씬 좋습니다. 이것을 자유자재로 이용한다면 신의의 경지라고 할 것입니다. 그러니 초보자로서는 이런 게 있구나 하는 정도의 구경만 하고 가면 될 듯합니다.

④ 수지침

수지침은 1970년대 초반에 유태우가 창시한 침술입니다. 보통 침술은 오랜 역사를 거쳐서 다듬어지는 법인데, 수지침은 한 사람이 어느 날 만들어낸 것이라는 점에서 아주 독특한 경우입

---

[25] 유태우, 자산자오유주침법해설, 음양맥진출판사, 1992, 3쪽.
[26] 자산자오유주침법해설, 157쪽.

니다.[27]

수지침의 원리는 손과 인체가 정확히 호응을 이룬다는 것입니다. 체침의 모든 혈위를 손으로 옮겨 놓았습니다. 따라서 체침에서 사용하는 모든 방법이 수지침 안에서 다 이루어집니다. 치료가 손바닥과 손등에서만 이루어지기 때문에 아주 작은 침을 쓰고, 그런 까닭에 위험하지 않다는 공감대를 형성하여 많은 사람들이 즐기는 침입니다. 침의 대중화에 훌륭한 모범을 보인 침입니다.

대응원리는 이렇습니다. 손바닥 한 가운데를 배꼽으로 봅니다. 중지를 몸통(상반신)으로 보고, 검지와 약지를 손으로, 엄지와 소지를 발로 봅니다. 손가락의 마디가 셋이니 각기 손발의 세 마디로 간주합니다. 따라서 발목을 삐었다면 새끼손가락 끝마디에 침을 수북이 꽂습니다. 그러면 30분 내로 치료가 됩니다. 무릎을 삐었다면 새끼손가락의 가운데 마디에 침을 꽂으면 되겠죠.

특이한 건 다른 침에서 볼 수 없는 수지침만의 체질구별법이 있다는 것입니다. 사람의 체질을 크게 음실증, 양실증, 신실증으로 나눈 삼일체질이 그것입니다. 허실 구별이 분명하고 판단하기 쉬워서 이용하기 편한 장점이 있습니다. 나이가 타고난 체질을 구별하여 치료하는 운기체질론까지 발전합니다.

수지침의 이론과 체계가 발전해간 양상을 살펴보면 침뜸의

---

27 유태우, 고려수지요법강좌, 음양맥진출판사, 1992 ; 유태우, 증해 고려수지요법연구, 음양맥진출판사, 1993

미래에 대해 많은 암시를 받을 수 있습니다. 수지침의 가장 큰 공로는 침이 남녀노소 누구나 쉽게 할 수 있는 치료법임을 만천하에 알렸다는 사실입니다. 지금까지 체침이 강자극으로 사람들에게 두렵다는 인식을 심어주면서 전문화, 특권화해간 것과는 좋은 대조를 보입니다. 나아가 이론면에서도 창의성이 뛰어나고 쉽게 설명하여, 대중화의 방법과 대안을 수지침은 분명히 보여 줍니다.

⑤ 이침

이밖에도 프랑스에서 나온 이침이 있습니다. 금연침으로 유명한 이침은 말 그대로 몸을 귀에 대응시킨 것입니다. 귀에는 각기 몸에 대응하는 영역이 있어서 거기에 침을 찌르면 몸이 정상으로 돌아온다는 것입니다. 몸과 귀의 대응관계가 수지침만큼 일목요연하지는 않아서 뒤섞여 있습니다. 치료법이 간단하기 때문에 많이 알려진 침입니다.[28]

---

[28] 이병국, 알기 쉬운 이침, 침코리아, 2005

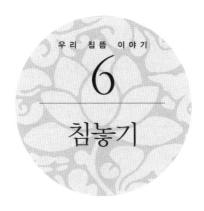

우 리 침 뜸 이 야 기
6
침놓기

지금까지 배운 모든 것은 침을 놓기 위한 것이었습니다. 이제부터는 침놓는 것을 알아보겠습니다.

1. 침놓는 요령과 침 관리법

① 실 침

침은 모두 아홉 가지였습니다. 참침, 원침, 저침, 봉침, 피침, 원리침, 호침, 장침, 대침이 그것입니다. 고려의 침경인 『영추』에 나오는 구침입니다.[1]

우리가 쓰는 실침은 0.25미리 짜리 호침입니다. 호침이란, 아홉 가지 침 중의 하나로, 굵기와 상관없이 끝이 둥근 침을 말합니다.[2] 이 0.25미리 짜리 실침은 상처를 내지 않을 만큼 가느

---

[1]　편역주해 황제내경 영추 1, 43쪽. 九鍼十二原.
[2]　정민성, 생활침뜸학, 학민사, 2000, 32쪽.

다랗습니다. 그리고 몸에 부담을 주지 않아서 가장 많이 쓰이는 침입니다.

_____

침끝   침몸   침자루

손으로 잡는 곳을 침자루, 침의 몸통 부분을 침몸(침날이라고도 함), 뾰족한 끝을 침끝이라고 합니다. 자루는 손에 잡기 좋게 조금 더 굵습니다.

② 침 관리법

침을 소독하는 방법입니다. 가장 좋은 방법은, 냉동고에 두었다가 증류수에 넣는 것입니다. 그리고 수증기에 찝니다. 병균은 열에 약한 것과 얼음에 약한 것이 있어서 이 둘을 모두 처리할 때 가장 완벽합니다. 그렇게 해서 밀봉한 다음에 냉동고에 보관하면 안전합니다.

이렇게 하면 완벽하지만, 물에 삶기만 해도 좋습니다. 삶아서 냉동실에 넣어두면 가장 쉽게 소독 문제를 해결할 수 있습니다. 한 사람에게 쓴 침을 소독하지 않은 채로 다른 사람에게 쓰지만 않는다면 침으로 인해서 감염되는 일은 거의 없습니다. 침이 꽂힌 혈자리에서는 몸의 치유력이 최대로 집중됩니다. 설령 침에 무엇이 묻었다고 해도 침으로 인해서 유발된 몸의 저항력이 그것을 이깁니다.

③ 침놓는 방법

그런데 머리카락보다도 더 가늘기 때문에 침을 잡고 피부에 찌르면 휘어집니다. 잘 들어가지 않습니다. 그래서 흐늘흐늘한 이 침을 사용하기 위해서는 대롱이 필요합니다. 대롱에 넣어서 톡 치면 대롱 밖으로 나온 만큼 살 속으로 박힙니다. 그런 다음에 대롱을 빼내고, 왼손으로 침몸을 잡아 고정시킨 다음, 오른손으로 침자루를 잡고서 찌릅니다.

침을 전문으로 놓는 침구사들은 침자루를 잡고 찔러도 침이 휘어지지 않을 정도로 굵은 침을 사용하기를 좋아합니다. 하지만 요즘 한의원에 가면 한의사들도 이 실침을 많이 씁니다.

실침으로 찌르는 깊이는 1cm 내외입니다. 혈에 따라서 깊이 찌르는 곳도 있고, 얕게 찌르는 곳도 있습니다만, 대체로 이 깊이면 우리의 목적을 다 이룰 수 있습니다. 손끝은 살이 없기 때문에 당연히 얕게 찔러야 합니다. 깊이 찌를 수가 없지요. 반면에 발목 삘 때 놓는 구허의 경우는 5cm 침이 다 들어가도록 찌를 수 있습니다. 또 좌골신경통을 다스리는 엉덩이의 환도혈은 10cm짜리 장침을 써야 합니다. 하지만 이런 혈은 그리 많지 않습니다.

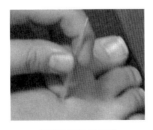

침관을 혈에 댄 모양

④깊이 찌르면 안되는 곳

특히 주의할 것은 등 뒤의 방광 2선과 배의 오른쪽 옆구리는 깊이 찌르면 안됩니다. 자칫하면 폐나 간을 찌를 수 있기 때문입니다. 그래서 1cm만 찌르라는 것입니다. 1cm 정도만 찌르면 폐나 간 같은 장기에 닿지 않습니다. 등뼈나 방광 1선까지는 깊이 찔러도 됩니다. 방광 2선 바깥쪽에 깊이 찌를 경우에는, 반드시 침을 눕혀서 찌릅니다. 그러면 침이 내장에 닿지 않겠지요.

⑤ 침놓다가 문제가 생길 때

침을 찌르면 기가 그리로 몰립니다. 그래서 어깨 위의 견정 혈처럼 머리로 올라가는 길목에 있는 혈에 침을 놓으면 갑자기 현기증을 일으키는 수가 있습니다. 얼굴이 하얘지고 구역질도 나 겉보기엔 멀미 증상과 비슷합니다. 그래서 반드시 눕혀 놓고서 침을 놓아야 합니다. 그러면 아무 문제가 없습니다. 침을 놓다가 문제가 생기면 당황하지 말고, 환자를 눕힌 다음 두 곳에 침을 찌르면 곧바로 회복됩니다.

배꼽 위쪽에 침을 놓다가 문제가 생기면 ➜ 족삼리에 침
배꼽 아래쪽에 침을 놓다가 문제가 생기면 ➜ 소부에 침

족삼리는, 독비에서 3촌 아래입니다. 무릎을 구부리면 무릎 덮개뼈 밑에 약간 바깥쪽으로 작은 구멍이 생기는데, 그것이 송아지 콧구멍을 닮았다고 해서 이름이 독비(犢鼻)입니다. 소부는,

주먹을 쥐면 손톱이 손바닥에 닿는데, 그때 4지와 5지의 사이입니다.

위쪽에 문제가 생겼는데 아래쪽의 혈에 침을 놓고, 아래쪽에 문제가 생겼는데 위쪽의 혈에 침을 놓는 것이 좀 이상하죠? 이렇게 생각하면 쉽습니다. 침을 놓는 곳에 기가 쏠리기 때문에 그 반대쪽에 침을 놓아서, 한쪽으로 몰린 기를 분산시킨다고 보면 됩니다. 위쪽에 침을 놓다 보면 기가 침 주변으로 몰립니다. 그래서 문제가 생기면 아래쪽에 침을 놓아서 위로 쏠린 기를 아래로 끌어내려주는 것입니다. 그 반대도 마찬가지입니다.

또 워낙 몸이 약해서 쇼크가 오는 수가 있는데, 이럴 때는 침을 놓기 전에 배꼽에 뜸을 한 번 뜨고 침을 놓으면 쇼크가 오지 않습니다. 배꼽이 아니면 다른 곳에 놓는데, 엎드려서 맞는 사람에게는 대추혈에 뜨고 누워서 맞는 사람에게는 족삼리(위경)나 위중(방광경)에 놓습니다.

맥이 마구 뛰는 사람은 침보다는 뜸이 더 좋습니다. 맥이 많이 뛰는 사람은 그 자체가 불안정한데, 그런 사람한테 침을 놓다가 혹시 변을 당하면 침 때문에 그런 것이 아닌데도 침 탓을 합니다. 그래서 뜸을 떠주라는 것입니다. 뜸을 떠서 사람이 어떻게 됐다는 말은 아무도 믿지 않습니다.

침을 놓을 때 긴장을 너무 해서 침을 꽉 물고 놓지 않는 사람이 있습니다. 이럴 경우는 두 가지 대책이 있습니다. 억지로 빼려고 하지 말고, 반대로 조금 더 깊이 찔렀다가 빼는 겁니다. 또 한 가지는, 그 침 주변에 몇 개를 더 얕게 찔러주면 침이 빠집니다.

이따금 침을 맞고는 탈이 났다고 떼를 쓰는 사람이 있습니다. 이런 경우는 거의 오비이락입니다. 우리나라 사람들에게는 침에 대한 막연한 공포감이 있습니다. 옛날에 침술을 정확히 배우지 않고 놓거나, 아니면 대침을 잘못 찔러서 사고가 난 경우가 종종 있었기 때문입니다. 그러나 요즘은 워낙 침 만드는 기술이 발달해서 머리카락보다 가느다란 침으로 놓기 때문에 침으로 인해서 직접 사고를 당하는 경우는 없습니다.

이삭 침을 빼는데, 꽂을 때보다 더 아픈 경우가 있습니다. 그것은 치료가 되는 중이라서 그런 것입니다. 치료가 된 후에는 아프지 않습니다.

그리고 이곳은 책 귀를 접어놓으시기 바랍니다. 급할 때 당장 펼칠 수 있도록 말이죠. 당황하면 이 내용이 어디에 있는지 잘 기억나지 않습니다. 침을 찔렀는데, 사람이 멀미를 하면서 쓰러지면 당황합니다. 정말 웃기는 일이지만, 사람이 막상 급한 일을 당하면 당황하여 119가 몇 번인지도 기억이 잘 안 납니다. 처음에 이런 일을 당하면 위에서 말한 〈소부, 족삼리〉가 생각나지 않습니다. 책을 접어놓으면 당장 펼쳐서 확인할 수 있죠.

2. 응급처방 몇 가지

이번에는 우리가 생활하면서 언제든지 부닥치는 응급처치법부터 알아보겠습니다. 이것만 알면 사람 목숨을 바늘 하나로 살릴 수 있습니다. 기절한 사람을 살리는 방법은 사혈입니다. 손끝 발끝을 바늘로 따서 피를 뽑아주는 것입니다.

① 기절한 사람은 먼저 엄지와 새끼손톱의 바깥 모서리를 땁니다

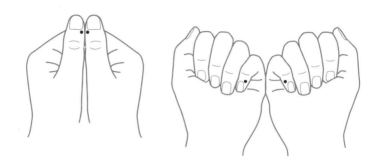

② 10선혈, 10왕혈

10선혈은 손톱 밑입니다. 10왕혈은 손톱의 위쪽입니다. 손톱 밑은 손바닥에 속하고, 손톱 위는 손등에 속합니다. 열 손가락의 이 두 군데를 몽땅 따서 피를 내면 사람이 살아납니다. 그리고 이것은 손가락만이 아니라 발가락에도 모두 해당됩니다. 그러니까 위급상황에서 따야 할 곳은 손가락 20곳, 발가락 20곳 해서 모두 40군데입니다. 손가락을 먼저 딴 다음에 그래도 회생하지 않으면 발가락을 땁니다.

사람이 기절했을 때 이렇게 손끝을 따는 이유는 심장의 압력을 낮추려는 것입니다. 원리를 한 번 생각해 보겠습니다. 온몸에 피를 보내는 것은 심장입니다. 그렇다면 허벅지쯤에 피를 보내는 것이 쉬울까요? 아니면 손가락이나 발가락에 피를 보내는 것이 더 쉬울까요? 답은 당연히 허벅지 쪽입니다. 왜냐 하면 심장에서 멀수록 피를 보내는데 압력을 더 주어야 할 테니까요.

이것은 반대로 심장이 어떤 심한 충격이나 압력을 받아서 멈추었을 때 손가락과 발가락으로 피를 보내는 데 드는 힘을 없애주면 심장의 압력이 쉽게 떨어진다는 얘깁니다. 따라서 손발 끝을 따면 심장의 압력이 뚝 떨어지는 효과를 내는 것입니다. 그래서 잠시 멈추었던 심장도 즉시 다시 뛰기 시작하는 것입니다.

우리는 권투 선수가 경기 도중에 죽은 가슴 아픈 일을 두 번이나 겪었습니다. 김득구 선수와 최요한 선수죠. 이들이 졸도했을 때 손발 끝을 땄다면 사정은 많이 달라졌을 것입니다. 아무리 빨라도 응급실로 옮기는 데는 20분 가량 소요되는데 그 시간 동안 심장과 폐가 멈추어 있으면 사람은 살 수 없습니다.

③ 대추혈 사혈

고개를 숙이고 목에서 몸으로 연결되는 곳을 더듬어보면 큰 뼈가 둘 만져집니다. 이 중에 밑에 있는 큰 뼈가 가슴뼈(1번 흉추)이고, 위의 작은 뼈가 목뼈(7번 경추)입니다. 그러니까 목뼈에서 가슴뼈로 연결되는 그 지점을 대추혈이라고 합니다. 바로 이곳을 사혈하면 모든 병에 좋습니다. 그곳 주변을 넓게 찔러서 사혈합니다.

대추혈이 왜 중요하냐면, 몸에서 머리로 올라가는 경락들은 거의가 이곳 주변을 통과합니다. 그래서 이곳을 넓게 따주면 모든 경락을 자극하는 효과를 내는 것입니다. 만성병 환자들도 이곳을 따주면 혈액순환이 한결 좋아집니다.

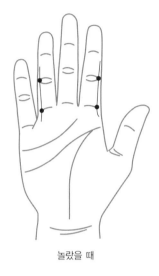

놀랐을 때

④ 경 기

아이들이 놀란 것을 경기라고 합니다. 이 경기는 빨리 치료
해야지 그냥 두면 다른 장기에 불균형을 초래하여 나중에 큰 병
으로 남게 됩니다. 경기는 말 못하는 아이들이 더욱 위험합니다.
경기는 손을 바늘로 따는 것보다 더 좋은 방법이 없습니다. 그
즉시 효과를 냅니다.

그런데 아이를 키우다 보면 무엇이 경기인지 잘 알 수 없습
니다. 이렇게 판단하면 됩니다. 말 못하는 갓난아기들은 모든 것
을 울음으로 표현합니다. 울음만 들으면 엄마는 아기가 뭘 원하
는지 대번에 알 수 있습니다. 그런데 둥가둥가 달래도 특별한 이
유 없이 15분 이상 계속 울어대면 경기라고 봅니다. 그러면 당황
하지 말고 이곳을 따주면 됩니다.

경기를 일으킨 아이들은 2지 바깥쪽으로 푸르딩딩한 줄이 올라갑니다. 이곳을 따면 잠시 후 울음을 그치고 땀을 쪽 흘리면서 곯아떨어집니다. 아주 신기합니다. 이곳은 수지침의 심기맥상에 있어서 심장에 영향을 주는 혈임을 알 수 있습니다. 그래서 4지에서도 똑같은 효과를 볼 수 있습니다.

⑤ 4봉혈

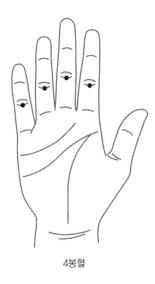

4봉혈

한 번 놀란 아기는 계속해서 놀랍니다. 그래서 자주 놀라는 사람은 4봉혈을 따주면 좋습니다. 어떤 때는 피가 나오지 않고 맑은 물이 나옵니다. 이것은 담음의 일종입니다. 몸에 해로운 것이죠.

3. 주요 질병 몇 가지

주변에서 흔히 볼 수 있는 병이 있습니다. 그 처방을 간단히

소개하면 다음과 같습니다. 먼저, 4관(합곡, 태충)을 튼 다음

① 중풍 : 백회, 곡빈, 풍지, 풍시, 현종, 견정, 곡지, 족삼리

② 급체 : 여태, 내정, 함곡 + 내관

③ 생리통 : 삼음교, 수천

① 여기서 풍시만 빼면 유명한 중풍 7혈인데,[3] 이 8혈 중에 곡빈, 풍지, 풍시, 현종은 담경입니다. 중풍이 어떤 경로로 오는가를 알 수 있는 증거입니다. 중풍은 고혈압과 관계가 깊고, 혈압은 심장이 주관하며, 심장의 이중표가 바로 담입니다. 그래서 심장의 이상이 담경락에서 나타나는 것입니다.

② 급체는 갑자기 체한 것을 말합니다. 이런 병 정말 많습니다. 급한 병은 손발의 끝에서 반응을 보인다고 했습니다. 그러니 위장 경락의 발가락 쪽 혈을 이용하는 것입니다. 그리고 여기에 이중표인 심포의 혈을 추가합니다.

③ 생리통은 삼음교 한 혈로 다 잡힙니다. 그래도 듣지 않으면 복사뼈 바로 밑의 조해나 극혈인 수천을 추가하고, 나아가 삼초경을 더 씁니다. 외관이 좋겠죠.

4. 몸의 부분과 경락 관계 : 병의 뿌리를 찾아서

환자들은 대개 몸의 어느 한 두 군데가 아파서 찾아옵니다.

....
[3]   김남수, 나는 침뜸으로 승부한다, 정통침뜸연구소, 2008, 70쪽.

하지만, 앞서 보았듯이 그 아픈 곳은 겉으로 드러난 것일 뿐 정작 원인은 오장육부에 있고, 그것을 다스리지 않는 한 병은 계속해서 재발됩니다. 따라서 표치만이 아니고 근치가 되려면 침으로 경락을 다스려서 뿌리인 오장육부를 치료해야 합니다. 그러려면 환자의 아픈 부위를 지나는 경락을 알아낸 다음, 탈이 난 장부를 확인하고, 그 장부의 경락 전체를 다스려야 합니다. 그러려면 각 부위를 지나는 경락의 관계를 잘 알 필요가 있습니다. 지금까지 계속 강조해온 것으로, 다음과 같이 정리됩니다.

몸	경 락	몸	경 락
머리	독맥, 방광, 담, 위	이마	독맥, 간담, 방광, 위, 삼초
눈	간	얼굴	심, 대장, 위
귀	신, 소장, 삼초, 담	코	폐, 독맥
입	비	이	신장
잇몸	위 : 위, 아래 : 대장	턱	위
소리	폐	혀	심, 신, 비
목구멍	위, 신, 심	가슴	상초, 폐, 심, 심포, 임맥
배	중초, 간, 비, 신, 임맥	아랫배	하초, 간, 신
옆구리	신, 간, 대장, 소장	팔다리	비위
살	비장	피부 털	폐
어깨	소장, 대장, 삼초	모든구멍	심장

이와 같이 부분과 전체의 관계를 통하여 병의 뿌리를 고치는 방식을 우리 침술의 전통으로 확립한 사람은 허임이라고 해도 과언이 아닙니다. 위의 도표도 대부분 허임의 『침구경험방』

에 이미 정리된 것입니다.[4] 우리가 오늘날 체침이라고 하는 전통침은 허임의 질병관과 처방법에 맥을 대고 있습니다. 여기에 오행침을 완성한 사암도인의 침술이 또 다른 한 줄기를 형성하고 있죠. 이 두 가지 커다란 줄기가 임진왜란 무렵에 완성되어 사람을 살리는 백성의 의술로 오늘날까지 면면히 이어온 것입니다. 허임의 침술이 왕실에서 크게 인정받고, 사암의 침술은 백성들에게 크게 도움이 되었는데, 400년이 지난 지금에 와서 보면 사암침은 한의사들이 가장 많이 쓰는 침술이 되어 제도권에 자리 잡았고 전통 침술은 법의 테두리 밖으로 쫓겨났으니, 뽕밭이 바다로 바뀌었다는 상전벽해의 말뜻을 곱씹어보게 합니다.

5. 특정혈

이것은 상급반에서 이용하는 혈인데, 종종 입문반에서도 이용하는 수가 있어서 그 혈들을 소개하는 것으로 그치고자 합니다.[5]

① 특정 혈

• 원혈 : 장부의 원기가 모이는 곳입니다. 원기는 만병을 이기는 힘이니, 그것을 보충해 주는 데 활용하면 탁월한 효과를 봅니다.

• 낙혈 : 표리(음과 양) 두 경락을 연결시키는 곳입니다. 낙은 12경보다 작은 곁가지를 뜻합니다. 따라서 정경에서 생긴 탈이 딴 장부로 넘치면 낙으로 들어갑니다. 그래서 다른 장부로 사

---

[4] 허임, 침구경험방(강상숙 외), 허임기념사업회, 2006. 27–29쪽.
[5] 유태우, 음양맥진과 보사, 음양맥진출판사, 1993, 183–184쪽.

	원혈	합혈	낙혈	극혈	모혈	유혈
폐경	태연	척택	열결	공최	중부	3흉추
대장경	양계	곡지	편력	온류	천추	4요추
위경	함곡	족삼리	풍륭	양구	중완	12흉추
비경	태백	음릉천	공손	지기	장문	11흉추
심경	신문	소해	통리	음극	거궐	5흉추
소장경	완골	소해	지정	양로	관원	천골릉1
방광경	경골	위중	비양	금문	중극	천골릉2
신경	태계	음곡	대종	수천	경문	2요추
심포경	태릉	곡택	내관	극문	단중	4흉추
삼초경	양지	천정	외관	회종	석문	1요추
담경	구허	양릉천	광명	외구	일월	10흉추
간경	태충	곡천	여구	중도	기문	9흉추
임맥		구미				
독맥		장강				
비대락		대포				
음유맥			축빈			
양유맥			양교			
음교맥			교신			
양교맥			부양			

기가 넘칠 때 쓰면 좋습니다. 담음을 없애는데 아주 잘 듣는 혈입니다. 그 중에서 담음을 생산하는 데 직접 관여하는 위장경의 풍륭은 담음 제거의 특효혈입니다.

• 극혈 : 극혈의 극은 틈이라는 뜻입니다. 틈이기 때문에 기혈이 깊이 모여들어서 효과가 빠르기 때문에 극렬한 통증이 생

기는 급성병에 잘 듣습니다. 손과 발의 극혈 2개를 짝지어 쓰면 좋습니다.[6]

• 모혈 : 병의 사기가 모이는 곳입니다. 대부분 몸통에 있습니다. 눌러보면 아프기 때문에 몰려든 사기의 정도를 가늠해 볼 수 있습니다.

• 유혈 : 등쪽에 있는 방광경 상의 혈들을 말합니다. 방광경에 각 장기에 대응하는 혈이 있어서 병을 확인할 수 있습니다.

② 4총혈

4총혈은 혈 한 자리로 해당하는 몸의 부분을 다스리는 혈입니다. 가장 중요한 4개의 혈을 4총혈이라고 부르고, 거기에 하나씩 추가하여 5총혈, 6총혈, 7총혈이라고 부릅니다. 예를 들어 얼굴에 여드름이 많이 나면 대장경락의 합곡을 다스리고, 목이 아프면 폐경락의 열결에 침을 놓는 것입니다.

	부위	혈	경락
4총혈	얼굴	합곡	대장
	복부	족삼리	위
	목	열결	폐
	등요부	위중	방광
5총혈	하복부	삼음교	비
6총혈	가슴	내관	심포
7총혈	협륵부	지구	삼초

[6] 침뜸의학개론, 209쪽.

③ 8회혈

회혈이란, 몸의 여러 가지 기능을 활성화시키는 가장 중요한 혈이라는 뜻입니다. 그 분야의 기를 모두 장악하는 혈이죠. 그래서 이 혈 하나로 관련이 있는 증상을 몽땅 잡을 수 있게 됩니다.

부위	혈	특 징
腑會	중완	위의 모혈. 육부는 위에서 기를 양육받기 때문에
臟회	장문	비의 모혈. 오장은 비에서 기를 받기 때문에
氣회	전중	심포의 모혈. 가슴이 꽉 막힌 것, 천식, 氣鬱
血회	격유	혈액 관련 병. 심장병. 부스럼(癤), 악창(癰)
筋회	양릉천	근육 관련 병. 근육경련, 筋風濕, 하지마비
脈회	태연	맥 관련 병. 열성 병의 사지 궐냉, 심력 쇠약, 무맥증
骨회	대저	뼈의 질병. 척추병, 만성소모열 등
髓회	현종	골수의 병. 하지골통

6. 무병장수 뜸

뜸은 침놓는 혈을 함께 이용합니다. 특별히 잘 듣는 혈을 골라서 놓는 것이 특징입니다. 자세한 내용은 각 질병을 다룰 때 이야기하고, 여기서는 무병장수혈로 알려진 뜸을 알려드리겠습니다. 옛날부터 무병장수혈이라고 한 곳은 세 곳입니다.

곡지, 족삼리, 삼음교

이곳은 몸의 원기를 살리는 곳이어서 병의 유무에 관계치 아니하고 틈날 때마다 떠주는 것이 좋습니다. 그러면 몸이 몰라보게 달라집니다. 뜸은 귀찮은 것이 가장 큰 문제입니다. 하지만 아픈 사람은 그 귀찮음을 극복하지 않고서는 병을 이길 수 없습니다.

이 세 혈을 기본으로 하고, 몸의 질병상태에 따라서 혈을 더 추가하는 것입니다. 예를 들면 만성 간질환의 경우, 간 경락의 태충과 곡천을 추가하면 됩니다. 태충은 원혈이어서 원기를 살리는 데 좋고, 곡천은 합혈로 만성병을 다스리는 데 좋습니다. 더 추가하고 싶으면 삼초경의 양지나 외관에 뜨면 순환계 전체가 활성화됩니다. 또 원기가 부족한 경우, 신장경의 원혈인 태계나 부신기능을 활성화시켜 주는 복류에 뜸을 추가합니다. 이런 식입니다.

병이란 원기가 부족해서 생기는 현상입니다. 따라서 원기를 회복시켜주면 병은 저절로 떨어져나갑니다. 무병장수 뜸은, 원기를 회복시키는 가장 좋은 방법이고, 곧 병을 이기는 가장 좋은 방법입니다.

7. 병의 시작과 끝, 마음

우리는 병이라고 하면 몸의 병만을 이야기합니다. 그러나 몸은 마음이 탄 수레에 지나지 않습니다. 몸의 운전자는 마음입니다. 그러니 몸이 고장 나는 근본 원인은 마음에 있습니다. 마음을 달래고 다스리지 않으면, 병의 뿌리는 뽑히지 않습니다. 그래서 옛날 어른들은 마음을 먼저 고쳐야 한다고 강조했습니다.

환자를 고치려는 사람이 이것을 모르고서는 장님이 등불을 든 것과 같습니다. 홍만종의 『순오지』에 나오는 글을 소개하는 것으로 옛 어른들의 슬기를 잠시 들여다봅니다.

태백진인은 마음으로 병을 고치는 비결이 있었다. 이것은 모두 중요한 말이요 알아둘 만한 이론이기로, 아래에 기록을 해두고 내 스스로 살피는 자료로 삼으려 한다.

만일 자기의 병을 고치고자 하거든 먼저 그 마음을 다스리고, 반드시 그 마음을 바르게 해야만 한다. 환자로 하여금 중심의 의심이나 잡념이나 일체의 불평같은 것을 몰아내고, 또 평생의 나의 허물이나 뉘우침 등을 몰아낸 다음에 내가 타고난 정당한 천품을 그대로 바로 잡아 이것이 일신을 지배하게 한다면 자연히 심군(心君)이 태연하고 성품과 생각이 화평해져서 세상만사가 모두 빈 것 같이 될 것이다.

이렇게 되면 종일토록 한 일이 모두 헛생각이라는 것을 깨닫게 되고, 또한 내 몸은 본래 비어 있는 것으로서, 화복도 내게는 소용이 없고 죽고 사는 것도 모두 한 꿈에 지나지 않는다고 생각하게 된다. 이렇게 하여 개연히 깨닫고 지난 일에서 깨끗이 깨어난다면 자연히 심지가 맑고 깨끗해질 것이며 자연히 질병도 사라질 것이니, 약이 입으로 넘어가기 전에 병은 이미 잊히게 될 것이다. 이것이 진인의, 마음으로 병을 고치고, 도로써 마음을 다스려 병을 다스리는 큰 법이라는 것이다.[7]

....

[7] 홍만종, 순오지(이민수 역), 을유문화사, 1971, 146-147쪽.

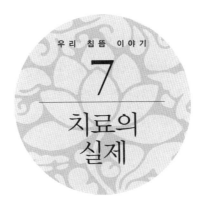

　　치료는 사람을 만나는 일입니다. 사람 만나는 일의 마지막
자리는 마음입니다. 모든 병은 마음에서 오기 때문에 그 자리에
다다른 환자의 마음을 잘 들여다보아야 하고, 마음을 열 수 있도
록 응대해야 합니다.

　　우선 병이 있는 사람은 나름대로 자신의 병에 대해 이것저
것 많이 알아보기 마련입니다. 그래서 환자의 호소를 충분히 들
어주어야 합니다. 환자는 넋두리 하는 동안 자신의 병에 대해 알
지 못하던 것을 이해하게 되고, 치료법이 있다는 확신을 갖게 해
야 합니다. 그러면 순순히 자신의 몸을 의사에게 맡깁니다.

　　때로는 의사를 가르치려 드는 환자도 있습니다. 이런 건방
진 환자에 대해서는 기선을 제압할 줄도 알아야 합니다. 기선을
제압한다는 것은, 우격다짐을 말하는 것이 아니라, 내 정보와 판
단을 기준으로 환자의 억측과 막연한 생각의 옳고 그름을 깨우
쳐주어 치료에 대한 믿음을 갖게 하는 것을 말합니다.

환자의 말에 현혹되거나 당황하지 말고 자신이 아는 한도 안에서 가장 확실한 방법을 선택하여 자신있게 적용하면 환자는 그 태도를 믿고 몸을 맡깁니다. 실험하려 들지 말고 기본과 원칙에만 충실하면 어떤 병이든 고칠 수 있습니다.

1. 진단 요령

① 탈이 난 때와 그 정황을 묻는다

몸에 탈이 나는 시간은 시간의 유주에서 공부했듯이 장부의 문제를 암시해줍니다. 정황도 마찬가지입니다. 바람을 쏘인다거나, 추위에 떨었다거나, 화를 냈다거나 하는 증상은 장부에 영향을 주기 때문입니다. 이 두 가지를 물으면 환자는 자신의 증상에 대해 이것저것 많은 말을 합니다. 그 이야기들을 잘 들어서 필요한 자료를 기억합니다.

② 병의 증상과 병력을 묻는다

수술한 적이나 습관, 나아가 가족력같은 것을 확인합니다. 큰 수술을 한 사람은 병이 깊어져서 그곳에서 다른 장부로 옮겨가면서 증상이 나타납니다.

③ 정보를 종합하여 앞서 배운 여러 가지 방법으로 살펴본다. 경락이론, 색체표, 장부론, 기혈진액론……

④ 앞서 배운 진단법으로 확인한다

가장 먼저 진맥과 설진을 하고, 등을 두드려서 유혈진단을 합니다. 부족하면 원혈, 이중표, 색체표 같은 방법을 더 활용합니다.

⑤ 병난 곳을 지나는 경락을 확인한다

병이 난 곳을 지나는 경락의 주요 혈을 눌러봅니다. 그러면 반드시 아픈 곳이 나타납니다. 그런 혈을 고릅니다.

⑥ 혈을 골라서 침을 놓는다

우선 눌러서 아픈 곳으로 확인된 혈에 침을 놓습니다. 그런 뒤에 장부의 상생상극 관계나 이중표 관계에 해당하는 혈 자리를 확인하여 눌러본 다음, 아픈 곳에 침을 놓습니다. 침뜸에서는, 눌러서 아픈 곳이 곧 침 놓을 자리입니다.

2. 뿌리를 건드려라

여러 차례 반복되는 말이지만, 병은 뿌리를 고치지 않고서는 절대로 완치되지 않습니다. 예컨대 운동을 많이 하는 사람에게 어깨 관절 통증이 왔다면 간과 관련이 있지 않나 생각해볼 필요가 있습니다. 물론 어깨의 아픈 곳에 아시혈을 찌르거나 그곳을 지나는 경락의 혈을 다스려서 좋은 효과를 볼 수 있습니다. 그렇지만 뿌리인 간을 건드리지 않으면 시간이 가면서 점차로 통증이 되살아납니다.

그래서 몸에 병이 생기면 일단 그 자리를 치료하면서, 반드시 그 병의 뿌리가 어디일까를 깊이 생각해야 합니다. 그런데 병의 뿌리를 찾는 일은 정말 어렵습니다. 대부분 병이 악화된 상태에서 의사를 찾아오기 때문입니다. 그 때쯤이면 본래 아팠던 병의 뿌리는 맨 밑에 잠복해 있고, 그것으로 인해서 상합전병이 된 다른 장기에서 통증이 유발되는데 바로 그 장기가 병의 뿌리라고 판단하기 쉽습니다. 예컨대 위장병으로 배가 오래 아픈 사람은 위장을 치료하면 대부분 낫습니다. 그러나 곧 재발하는 수가 많습니다. 그런 경우는 간이 항진돼서 비위에 영향을 주는 게 아닌가 생각해볼 필요가 있습니다. 이럴 때는 간을 건드리지 않으면 병은 끊임없이 재발합니다.

이것은 한 단계를 건넌 경우이지만, 어떤 때는 서너 단계를 건너서 병이 나타나는 수도 있습니다. 원인은 신장의 허인데, 실제로는 종아리가 이유없이 땡기고 손가락 저린 증상으로 나타나는 경우입니다. 손가락 저림은 목 디스크 증상까지 겹쳐서 원인을 신장까지 더듬어가려면 정말 골머리가 아픕니다.

그렇지만 병이란 몸이 우주변화의 주기를 못 따라가서 생기는 것이기 때문에 우주변화가 유발하는 병의 뿌리를 생각하지 않으면서 침을 든다면 그건 정말 침쟁이에 지나지 않습니다. 병을 바라보는 태도는 삶을 보는 깊이에 달렸습니다.

결국은 이 깊이 때문에 병을 바라보는 새로운 시각과 이론이 발생합니다. 관합추니, 운기체질론이니, 이제마의 사상체질론이니, 수지침의 삼일체질이니 하는 모든 이론들이 이런 고민에서 나온 것입니다.

표면화되지 않았을 뿐, 고민하는 모든 의원들의 머릿속에는 각기 자신만의 이론이 들어있습니다. 그 이론은 거창한 것이 아니라 질병을 통해 삶을 깊이 바라보려는 눈의 조감도입니다. 병의 뿌리를 찾으려는 마음이 그 눈이고, 그것이 한 시대의 인정을 받으면 이론으로 떠오르는 것일 뿐입니다.

침이 철학이 아니라면 이런 일도 없겠지요. 철학이 사라지면 침을 찌르는 잔재주만 남을 것입니다. 그러니 뿌리 찾는 몸부림이 철학일 것입니다.

3. 주요 질병과 치료법[1]

● 어깨 결림

① 원인: 어깨쪽 대장 소장 삼초의 기혈소통이 잘 안되는 것.

② 처방: 상초열이 많으면 열을 먼저 내리고, 변비부터 치료.

③ 혈 : 견갑골과 어깨의 혈을 일일이 눌러서 가장 아픈 곳에 침. 소장경락의 혈이 많습니다.

● 요 통

① 원인: 근육을 지배하는 간, 뼈를 주관하는 신장, 허리를 흐르는 대장, 소장, 자궁의 문제.

② 처방: 허리의 다이아몬드 혈을 중심으로 치료.

③ 혈 : 다이아몬드혈(현추, 명문, 요양관, 십칠추하, 신유, 대장유) + 간유, 소장유, 천주, 위중, 중봉.

---

[1] 침뜸의학개론 ; 나는 침뜸으로 승부한다 ; 정민성, 침뜸치료학, 학민사, 1995 ; 진단학 교재

● 목 디스크

① 원인 : 뼈를 주관하는 신장의 기운이 허해서 목뼈에 변형이 생기고, 그로 인해 신경이 눌린 것.

② 처방 : 손으로 목뼈를 눌러서 아픈 부위에 침.

③ 혈 : 목의 아시혈 + 중저, 양지, 외관, 천료, 천종, 고황.

● 낙침 : 자고 나서 목을 못 움직이는 것.

① 원인 : 기혈 순환이 막혀 목 뒤쪽의 근육이 경직된 것.

② 처방 : 근육을 지배하는 목혈을 자극하여 긴장을 풀어줌.

③ 혈 : 숙이지도 젖히지도 못하면 속골(수목), 좌우로 못 굽히면 후계(화목). 상태를 봐가며 아시혈 추가.

● 류머티즘 관절염

① 원인: 비장의 습한 기운으로 담과 삼초의 기혈 순환을 방해하는 것. 비장의 문제가 소장에서 탈이 난 것.

② 처방 : 우선 소장 열을 제거하고 비장을 다스려야 합니다.

③ 혈 : 양릉천, 후계, 양지, 중완, 관원, 소장유, 비장유 + 아시혈.

● 일반 관절염

① 원인 : 비장의 문제가 대장과 신장에서 탈이 난 것.

② 처방 : 위, 대장과 신장의 문제이므로 허리를 먼저 고쳐야 합니다.

③ 혈 : 요추 하의 모든 혈+신유, 대장유, 위유, 중완, 족삼

리, 양릉천, 독비.

● 두 통

① 원인 : 기혈 순환의 장애.

② 처방 : 아픈 부위를 지나는 경락의 원혈과 합혈을 사용. 역상합 관계의 낙혈을 추가.

③ 혈 : 옆 두통은 양릉천과 구허(담경)+내관(심포경)

　　　　앞 두통은 족삼리와 함곡(위경)+열결(폐경)

　　　　뒤 두통은 위중과 곤륜(방광)+지정(소장)

● 체기 및 소화 장애

① 원인 : 기혈의 흐름이 멈춘 것.

② 처방 : 심포경과 위경을 다스려 기혈 소통.

③ 혈 : 소상을 사혈. 스트레스로 온 것은 내관과 족삼리. 아이들은 합곡과 태충. 갑작스런 복통은 이내정.

● 변 비

① 원인 : 양명경인 위와 대장의 이상.

② 처방 : 배설이 잘 안 되면 어깨가 결리고 상초에 열이 생겨 혈압이 올라가므로 기혈 소통이 원활하도록 하는 것이 중요. 신문에 뜸뜨면 특효.

③ 혈: 지구, 천추, 신문, 족삼리, 중완.

● 설 사

① 원인 : 장이 차가운 것. 염증으로 인한 것(장염)은 극심한 열이 생깁니다.

② 처방 : 찬 음식을 피하고, 장을 따뜻하게 합니다.

③ 혈 : 위장이 냉한 것은 양구, 족삼리, 상구. 장의 문제는 합곡, 천추, 곡지, 관원. 과로로 간이 장을 따뜻하게 하지 못할 때는 중봉. 새벽 설사는 곤륜이 좋음.

● 치 질

① 원인 : 항문 주변의 울혈로 혈관이 확대되어 생김.

② 처방 : 극과 극은 통한다는 원리로 백회가 특효혈임.

③ 혈 : 백회 + 천추, 대장유, 관원, 소장유, 차료, 장강, 대추, 공최.

● 비 염

① 원인 : 폐, 비, 위장의 이상으로 기가 내리지 못함.

② 처방 : 코는 폐에 소속되므로 심하지 않은 비염은 폐를 다스리면 낫지만, 오래 묵은 병은 반드시 비위와 관련이 있어서 위장과 아랫배가 냉하면 치료가 어렵습니다. 찬 음식을 멀리하고 배꼽이나 중완에 뜸뜨는 것이 좋습니다.

③ 혈 : 족삼리, 상거허, 상영향, 소상.

● 편도선

① 원인 : 감기나 과로로 폐 경락에 열이 왕성할 때 풍사가

침입한 결과.

② 처방 : 열기를 내려주는 것이 중요하므로 우선 사혈.

③ 혈 : 편도를 직접 사혈 + 아시혈(턱밑 아픈 곳), 천주, 풍지, 공최, 합곡, 신유, 위유.

● 인후염

① 원인 : 편도선과 거의 같음. 폐열이나 심혈이 주된 원인.

② 처방 : 열을 내리게 하는 것이 중요.

③ 혈 : 인영, 수돌, 기사, 천돌, 천주, 풍지, 운문, 합곡.

● 화 상

① 원인 : 화기가 피부 조직에 남아 있는 것.

② 처방 : 세포에 남은 화기를 뽑아내는 것이 가장 중요한데, 침은 속성이 금속이므로 열을 빼내는 데는 가장 좋음. 화상이 난 곳에 직접 침을 많이 꽂아두면 눈에 띄게 좋아짐. 방금 생긴 화상은 말할 것도 없고, 오래된 상처에도 효과가 좋음.

③ 혈 : 아시혈 +풍문, 폐유, 축빈, 혈해, 외관.[2]

● 키 크게 하는 방법

① 성장은 간과 신장, 비장이 담당하는데, 기가 위로 올라가는 이들 경락에 문제가 생겨서 키가 잘 크지 않음.

② 처방 : 소화장애를 고치고 척추를 바로 잡아야 하므로,

---

[2] 나는 침과 뜸으로 승부한다. 252쪽

중완과 신주에 뜸. 신주는 성장 호르몬을 분비하는 흉선을 자극합니다.

③ 혈 : 중완, 신주, 인중, 독비, 내슬안, 명문.

● 비 만

① 원인 : 하복부가 찬 것. 여자의 경우 자궁이 차면 몸에 불필요한 성분들이 잘 **빠져나가지** 않게 됨. 찬것을 잘 먹거나 자극이 강한 음식을 먹으면 비장이 차져서 하복부를 차게 만듦. 두 번째로 신장이 찬 것인데, 이 때문에 하복부의 방광이나 소장 경락은 차지게 됨.

② 처방 : 방광과 소장은 본래 차게 되는 성향을 지니고 있는데 이 경락이 따뜻해지면 비만은 저절로 없어짐.

③ 혈 : 신궐(배꼽)과 삼음교(중극이나 수도, 수분, 활육문 등 추가 가능)에 뜸.

● 입 냄새

① 원인 : 위장의 열이 생겨 썩은 내가 나는 것과 잇몸이 좋지 않아서 약간의 피비린내(피가 나는 것도 열 때문임)가 나는 것. 둘 다 양명경의 이상으로 윗잇몸은 위, 아래턱은 대장의 경락이 지배.

② 처방 : 위장의 열 문제를 해결하려면 가장 많이 쓰는 경락이 심포경.

③ 혈 : 대릉(열을 제거하고 위장을 편안히 하고 열을 내리며 가슴을 진정시킴) + 수구혈(인중혈, 열을 다스림). 내정(위),

이간(대장), 중완, 족삼리.

● 주부 습진

① 원인 : 각질에 습진 균이 서식하는데, 심장이 약하기 때문에 생김.

② 처방 : 습진 균은 열에 약하므로 뜸이 특효.

③ 혈 : 노궁, 소부, 신문에 뜸 + 폐유, 고황, 심유, 중완, 족삼리.

● 원형탈모

① 원인 : 스트레스로 몸에 열이 생겨, 두피의 기혈순환을 막는 것. 따라서 기혈이 잘 순환되고 영양물질과 산소대사가 제대로 이루어지면 머리카락은 자라게 됩니다.

② 처방 : 머리가 빠진 곳 한 가운데에 뜸을 뜨면 됩니다. 뜸을 뜨면 그 주변의 조직에 영양흡수율이 10배 이상 상승하여 머리카락이 수북이 자람.

③ 혈 : 아시혈에 뜸.

● 손가락이 잘 펴지지 않는 것

① 원인 : 혈액순환이 잘 되지 않는 것.

② 처방 : 외관에 침을 손 방향으로 놓고 손가락으로 찌릿하거나 전기가 통하는 것 같은 느낌이 들면 바로 고쳐집니다. 이 느낌이 오지 않으면 살살 침을 밀어 넣었다가 다시 빼기를 반복합니다.(제삽이라고 함)

③ 혈 : 외관.

● 불면증

① 원인 : 주로 간경의 홍분으로 생김.

② 처방 : 간경은 정수리까지 올라가므로, 기운을 끌어내려야 함.

③ 혈 : 백회, 행간, 족삼리, 기문, 간유, 신주.

● 자궁후굴

① 원인 : 위나 장의 늘어짐(하수)으로 자궁이 압력을 받음.

② 처방 : 내장의 근육활동을 좋게 하여 주면 회복됨.

③ 혈 : 관원, 족삼리, 음포, 간유, 양지.

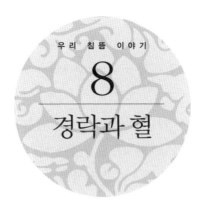

경락과 혈

여기서는 경락과 혈의 위치, 그리고 그 효과를 설명하고자
합니다. 그런데 보통 경락의 흐름은 앞에서 외운 대로 〈폐대위
비 - 심소방신 - 포초담간〉 순이고, 실제로 경락 그림도 대개 그
렇게 나옵니다. 하지만, 여기서는 순서를 약간 바꿔서 설명하기
좋은 방법으로 하겠습니다. 먼저 손의 안팎에 흐르는 여섯 경락
과 발의 안팎에 흐르는 여섯 경락을 먼저 설명하고, 임맥과 독맥
을 다루겠습니다.

1. 수삼음 : 폐, 심포, 심

수삼음이란, 팔의 안쪽으로 흐르는 세 경락을 아울러 말하
는 것입니다.

(1) 수태음 폐경

① 특 징
• 폐의 특징은, 기를 내려준다는 점입니다. 간이 기를 올려주는 것과는 반대죠. 폐와 간은 상극관계입니다. 폐가 금이니, 목인 간을 금극목의 관계에 따라서 극하는 것이죠.

• 폐는 방광, 담, 위를 주관합니다. 그래서 이들 경락을 치료할 때 폐경을 같이 써주면 효과가 좋습니다. 반대로 간은 비장과 신장을 주관합니다. 간신동원이라는 말도 있습니다. 간과 신장은 같은 뿌리라는 말이죠.

② 혈자리
• 중부(모) : 폐경의 모혈. 운문 바로 아래 움푹 들어간 곳. 폐결핵, 천식.

• 운문 : 구름의 문이라는 뜻으로, 천기가 사람의 몸으로 드나드는 곳. 쇄골 밑, 팔을 들어 움푹 들어간 곳. 이곳에 침을 찌를 때는 몸 바깥으로 빗겨 찌릅니다. 곧게 찌르면 폐를 뚫을 수 있습니다.

• 천부 : 쇄골과 척택의 중간 지점으로, 팔을 들어 코에 대었을 때 닿는 자리.

• 협백 : 천부 혈 밑으로 1촌.

• 척택(합) : 팔이 구부러지는 곳을 만져보면 근육 인대가 있는데 그 인대의 바깥쪽 움푹 들어간 곳. (합)은 합혈로, 만성병을 다스리는 데 좋은 혈자리를 말함. 이 혈은 폐결핵, 천식, 기관

지염, 심장병에 좋습니다. 가장 자주 사용하는 혈입니다. 귀당이나 귀수라고도 하는데, 귀자가 붙은 혈은 정신을 진정시키는 효과가 있다고 합니다.

• (7)공최(극) : 척택에서 5/12 지점. 손목의 태연에서는 7/12 지점이기 때문에 7공최라고 한 것임. 모든 구멍 조절을 합니다. 땀 조절을 하고, 치질에 특효. 또 극혈이기 때문에 폐와 관련되어 통증이 심한 병에 좋습니다.

• 열결(낙) : 엄지뿌리에서 손목을 넘어가면 볼록뼈가 있는데, 바로 그 뼈 너머에 홈이 짚입니다. 그곳. 범아귀를 서로 맞물려서 검지 끝이 닿는 지점입니다. 태연에서 척택 쪽으로 1.5촌. 본 경락의 흐름에서 약간 비켜나 있음. 열결은 갈라졌다는 뜻입니다. 갑상선. 편도선염. 기관지염. 낙혈은, 표리를 연결시켜주는 혈의 뜻. 열결은, 4총혈 중 목을 담당하는 혈이어서 목이 아플 때 확인하면 됩니다. 열결 선상으로 손목 둘레를 모두 확인합니다.

• 경거(경) : 볼록 뼈의 안쪽 움푹한 곳. 태연에서 1촌 위. 편도선염. 기관지염.

• 태연(원, 유) : 엄지뿌리가 손목에 연결되는 곳. 맥 뛰는 곳. 맥회혈로, 맥과 관련된 병은 모두 이곳에서 다스림. 맥회이므로 혈관에 정확히 놓을 것. 혈관을 강하게 해줌. 콜레스테롤이 높을 경우. 혈압 이상시. 맑은 콧물이 날 때. 혈관장애, 하지정맥류.

• 어제(형) : 엄지의 뿌리 부분. 붕어의 배를 닮아서 魚際. 이 붕어배의 1/2 지점. 누런 콧물이 날 때. 열이 날 때. 이곳에 파란 빛이 돌면 소장의 탈.

• 소상(정) : 엄지손톱 바깥 모서리. 체하거나 인사불성 시

사혈처. 피를 빼면 여러 장기의 열이 내림. 편도선염, 인후가 부을 때.

③ 특기사항

• 하지정맥류 : 비장이 약해서 생기는 병입니다. 비장은 피가 혈관 밖으로 나가지 못하도록 통제하는 기능을 맡습니다.

(2) 수소음 심경

① 특 징

• 주로 열과 관련이 있는 병을 다스립니다. 땀이 많이 난다, 안 난다, 변비가 있다(신문 혈), 심장에 열이 많다, 설사가 심하다(양구 혈), 이런 것들입니다.

② 혈자리

• 극천 : 겨드랑이 한 복판 신경총이 있는 곳. 어깨결림, 암내.
• 청령 : 소해 쪽 1/3 지점.
• 소해(합) : 팔 접히는 무늬가 끝나는 곳. 팔을 45도쯤 구부리면 팔꿈치 안쪽으로 볼록뼈가 생깁니다. 팔이 접히면서 뼈의 안쪽에 움푹 들어가는 곳. 척골신경통. 비만. 더운 것을 식혀줌. 소장경에도 소해가 있는데, 이곳의 '소'는 少이고, 소장경의 '소'는 小임.
• 영도(경) : 통리에서 0.5촌.
• 통리(낙) : 음극에서 0.5촌.

• 음극(극) : 협심증. 심근경색. 코피가 나거나 위출혈의 지혈.

• 신문(유, 원) : 손목 접히는 곳. 인대의 안쪽. 변비 특효(뜸). 마음을 가라앉히고 정신을 집중시키는 효과가 있는 혈. 위의 영도·통리·음극 세 혈은 이곳에서 나란히 올라가므로 신문에서 침을 찔러서 눕혀서 밀어 넣으면 4혈이 다 닿습니다. 침을 끝까지 넣으면 됨.

• 소부(형) : 주먹을 쥐어서 새끼손가락의 끝이 닿는 곳. 협심증. 척골신경마비. 아파서 쓰러졌을 때.

• 소충(정) : 새끼가락 안쪽 모서리. 구급용(마음의 충격으로 쓰러진 사람).

③ 특기사항

• 소부+노궁+신문 : 손에 오는 모든 병을 다스림.

(3) 수궐음 심포경

① 특징

• 심포경은 측면부의 병일 때 두루 사용합니다.
• 가슴 쪽에 문제가 있을 때 사용합니다.
• 유방암은 위장경과 함께 다스리면 좋습니다.

② 혈자리

• 천지 : 젖꼭지 1촌 바깥.(갈비뼈가 느껴지는 곳) 여기가

아프면(울화병) 내관도 같이 아픔. 단중과 고황도 함께 아픔. 유방암은 위장과 함께 다스림.

- 천천 : 천지와 같은 높이의 팔 안쪽.
- 곡택(합) : 팔굽 한 가운데의 인대 옆을 눌러보면 움푹 팬 구멍이 있음. 팔 관절이 안 좋을 때.
- 5극문(극) : 손목에서 5/12 지점. 간의 병. 코피 날 때. 협심증, 심근경색, 심장판막.
- 3간사(경) : 히스테리. 정신분열.
- 2내관(낙) : 삼초의 외관과 맞보는 곳. 두 인대 사이. 가슴 쪽에 오는 모든 질환. 마음 안정. 불안 초조. 신경성 위통 복통. 외부의 사기는 외관에서 다스리는데, 안에서 시작된 모든 병은 내관에서 다스림.
- 태릉(유, 원) : 대릉이라고도 함. 손목 관절의 두 인대 사이. 중풍. 반신불수.
- 노궁(형) : 주먹을 쥘 때 중지가락 끝이 닿는 곳. 주부습진, 손바닥에 땀 많이 날 때.
- 중충(정) : 중지 손톱의 모서리(엄지 쪽). 고열. 급성질환.

③ 특기사항

- 심포경은, 족궐음 간경과 동기관계이므로 함께 써주면 좋습니다.
- 풍은 궐음경을 다스리면 좋습니다.

2. 수삼양 : 대장, 삼초, 소장

수삼양은 팔의 바깥쪽으로 흐르는 세 경락을 말합니다.

(1) 수양명 대장경

① 특 징

- 족양명 위장경과는 동기 관계입니다.
- 피부는 대장과 폐의 열입니다. 열은 원기를 갉아먹습니다.
- 주로 피부병 치료에 많이 쓰입니다. 아토피나 여드름 같은 것도 여기서 다룹니다.
- 피부병은 견우, 곡지, 수삼리, 합곡을 다스립니다.
- 특히 변비는 이 경락의 소식입니다. 설사나 묽은 변도 변비가 반복된 것입니다.
- 양명경은 대장, 열을 확인합니다. 열은 편도나 대장에서 멈춥니다.
- 양 미간 사이가 푸른빛이 돌면 대장이 좋지 않은 것입니다. 축농증, 비염도 대장의 문제입니다. 이런 사람은 아이스크림이나 냉수를 금해야 합니다. 아이들은 유혹에 넘어가기 쉽습니다.
- 대장은 폐와 짝입니다. 대장은 양이고, 폐는 음입니다. 음이 폐에 몰리면 감기가 잘 걸립니다. 반면에 대장에 열이 생기면 아토피가 잘 생깁니다. 대장에 열이 있으면 폐는 한기가 들므로, 태연에 침을 놓으면 아토피도 잘 듣습니다. 그리고 폐유에 뜸을

떠주면 대장에 몰린 양의 기운을 흩을 수 있습니다.

② 혈자리

• 상양(정): 검지의 엄지쪽 손톱 모서리.

• 이간(형) : 두 번째 마디.

• 삼간(유) :세 번째 마디. 이 둘은 등배금(적백육제)에 있음.

• 합곡(원) : 주먹에서 뼈가 엄지와 검지로 갈라지는 사이. 4총혈이므로, 얼굴 병(눈병, 시력저하)에 항시 써 줌. 가벼운 감기증상(땀구멍을 열어주는 혈임) 피부병(곡지, 견우와 함께 씀), 축농증, 각종 병. 4관임. 자극이 너무 세어 임산부에게는 놓지 않음. 백내장, 녹내장, 시신경 위축, 망막염, 시력감퇴. 동맥경화. 열을 내리는 데도 효과가 있음.

• 양계(경) : 엄지를 치켜들었을 때 움푹 꺼지는 손목자리. 관절 류머티즘. 요골신경마비. 두통. 얼굴통증. 귀. 이빨. 어린이 소화불량.

• 3편력(낙) : 3/12. 위 치통.

• 5온류(극) : 5/12. 아래 치통.

• 8하렴

• 9상렴 : 중풍반신불수, 요골신경마비, 안면신경마비, 축농증.

• 수삼리 : 10/12. 곡지 쪽에서는 2/12. 중풍반신불수, 요골신경마비, 안면신경마비, 축농증.

• 곡지(합) : 팔을 구부린 무늬가 끝나는 곳. 무병장수 혈. 피부병. 신경통. 마비. 류머티즘. 중풍. 반신불수. 테니스 엘보. 두통. 각기병.

• 주료: 곡지에서 1cm 위.

• 수오리 : 곡지와 견우 사이 1/4. 금침혈.

• 비노 : 곡지와 견우 사이 1/2 위 2cm. 삼각근이 끝나는 곳. 눈이 충혈 되었을 때.

• 견우 : 팔뚝을 들어올리면 어깨에 우물이 둘 생기는데, 배 쪽의 그곳(등 쪽의 우물은 견요임). 피부병, 습진, 두드러기. 오십견, 중풍, 반신불수의 필수 혈.

• 거골 : 쇄골과 견갑골이 만나는 곳(정상에서 약간 등쪽으로). 대장 이상 확인처. 치통. 견갑관절염.

• 천정 : 부돌 아래 1촌.

• 부돌 : 목젖뼈에서 목 인대 바깥쪽.

• 화료 : 수구 혈 옆으로 0.5촌. 콧구멍 잔등(비익)의 아래.

• 영향 : 코밑 선과 비순구(입가의 무늬)가 만나는 곳. 향기를 받아들이는 곳.

③ 특기사항

• 윗 잇몸의 탈은 위장경 이상이고, 아랫 잇몸의 탈은 대장경 이상임.

• 모든 염증은 열이 원인.

(2) 수태양 소장경

① 특 징

• 소장의 길이는 7~8m이며, 심화의 남은 열을 받습니다.

• 소장의 별명이 뇌. 제2의 뇌라고 합니다.

- 피부 미인이 되는 경.
- 사람 병의 70%가 소장경과 비장경(이 둘은 이중표 관계).
- 천종이 아프면 소장경에 이상이 있습니다.

② 혈자리

- 소택(정) : 새끼손가락손톱 바깥 모서리. 위급할 때 쓰는 혈.
- 전곡(형) : 손가락에서 손등으로 넘어가기 전의 돋은 뼈 밑 오목한 곳. 소장내의 열 치료.
- 후계(유) : 주먹 쥐었을 때 손바닥 선이 끝나는 자리. 눌러보면 뼈 뒤로 쏙 들어간 곳임. 어깨 병을 다스림.
- 완골(원) : 손목에 연결된 곳을 짚으면 작은 볼록뼈가 만져지는데, 그 뼈의 바로 앞(손가락쪽). 등배금에 있음. 두통. 이명. 당뇨. 위염. 담낭염.
- 양곡(경) : 위 볼록뼈의 뒷쪽(손목쪽).
- 양로(극) : 손목 넘어 불룩 뼈의 꼭대기. 볼록뼈에 손끝을 대고 손목을 천천히 돌리면 뼈가 열림. 그 사이로 자침. 노안방지(난시: 방광경, 원시: 소장경, 근시: 간 담경). 뜸이 좋음.
- 5지정(낙) : 손목에서 7/12 지점. 척골신경통, 마비.
- 소해(합) : 팔꿈치의 두 볼록뼈 사이 꺼진 곳. 두드리면 전기가 찌릿찌릿한 곳. 척골신경통 및 척골 신경마비.
- 견정 : 팔과 몸 사이의 무늬가 끝나는 지점에서 1촌 위. 오십견. 견관절염. 류머티즘.
- 노유 : 견정에서 곧게 올라가, 견갑골 위의 움푹 패인 곳. 반신불수의 필수 혈.

- 천종 : 견갑골의 정중앙. 젖꼭지의 맞은편. 어깨 결림. 유방통. 유즙분비부족.
- 병풍 : 천종에서 곧게 올라가, 견갑골의 뼈가 끝나는 곳. 견비통.
- 곡원 : 곡원과 천종의 1/2 지점에 병풍이 있음. 견갑골 모서리 쪽의 움푹한 곳. 둥글게 패어서 이름이 곡원임. 어깨 결림.
- 견외유 : 1도도와 같은 높이. 견중유와 곡원의 중간. 견갑골 경계선상에 있음. 혈압조절에 특효.
- 견중유 : 대추혈과 같은 높이. 견갑골과 독맥의 중간 지점. 혈압조절.
- 천창 : 울대에서 평행선상으로 인영·부돌 옆에 있음. 목 옆 선.
- 천용 : 인후염, 편도염.
- 권료 : 광대뼈 밑 부분. 얼굴신경마비, 삼차신경통.
- 청궁 : 입을 벌리면 귓구멍 앞에 구멍이 생김. 이명, 중이염, 난청.

③ 특기사항
- 견정, 노유, 천종 세 혈을 이으면 삼각형을 이룸.

(3) 수소양 삼초경

① 특 징
- 유연성을 담당합니다. 몸이 경직되는 것은 이 경락을 자

극하면 풀립니다. 그래서 중풍으로 몸이 굳은 것도 삼초경을 다스리면 풀립니다.

- 망각을 담당한다. 표리 관계인 심포는 집중력 담당.
- 임파선을 담당하여 면역체계를 조절합니다.
- 육기에서는 담과 함께 상화로, 군화를 돕습니다.
- 삼초경은 귓바퀴를 바짝 붙어서 따라 돕니다. 그 바깥을 담경이, 그 밖을 방광경이, 그 밖을 독맥이 돕니다.

② 혈자리

- 관충(정) : 넷째 손가락 손톱 바깥 모서리. 두통이나 열로 인한 급성병에 사혈.
- 액문(형) : 4,5지 사이 움푹 팬 곳(물갈퀴 자리). 손발이 차고 감기 두통. 열.
- 중저(유) : 4, 5지 뼈가 만나는 곳. 감기. 인대 아래에서 손목 쪽으로 침이 다 들어가도록 찌를 수 있습니다. 소부 쪽으로 투자도 함.
- 양지(원) : 손목, 2,3,4지의 인대가 모여드는 곳의 바깥쪽 구멍. 원혈이어서 삼초경 전체를 치료함. 자궁 이상시(자궁선굴, 후굴, 경련), 고환염. 근종은 열로 자극하므로 자궁암 치료도 뜸을 떠서 고칠 수 있음. 좌양지는 인체의 3/4에 해당하는 면역체계를 담당(일본인 사와다가 연구).
- 2외관(낙) : 손목 쪽에서 2/12 지점. 바깥에서 들어오는 모든 병 치료. 외관에 침을 놓으면 대거(수도 위의 혈)의 통증이 사라집니다.

• 3지구(경) : 협심증, 늑간신경통, 흉막염, 유즙분비부족. 변비는 신문과 지구를 다스리면 빠릅니다.

• 회종(극) : 지구 옆 뒤쪽으로 1cm 지점. 협심증의 급성병.

• 4삼양락 : 삼음교와 짝. 3양의 사기를 다스림. 극심한 두통, 격렬한 통증.

• 7사독 : 3/5 지점.

• 천정(합) : 팔꿈치뼈 뒤쪽 패인 곳. 관절염, 류머티즘, 편두통, 이명.

• 청랭연

• 소락

• 노회

• 견료 : 팔을 치켜들었을 때 어깨에 나타나는 우물 자리.(앞쪽 우물은 견우임) 오십견.

• 천료 : 곡원의 윗쪽. 곡원이 견갑골 내의 움푹 꺼진 곳이라면, 천료는 견갑골 바깥. 견정과 곡원의 중간쯤. 견비통.

• 예풍 : 귀밑의 볼록뼈(유양돌기)를 엄지와 검지로 잡을 때 검지가 닿는 곳. 엄지가 닿는 곳은 완골. 얼굴 신경마비, 치통, 목 아플 때.

• 이문 : 모든 귓병 치료.

• 화료: 청궁 위쪽 맥박 뛰는 곳. 귓구멍 앞에는 세 혈이 모여 있는데, 입을 벌리면 쏙 들어가는 부분이 청궁(소장경), 그 위가 이문, 아래가 청화(담경). 두통, 이명, 얼굴신경마비.

• 사죽공 : 눈썹의 초리. 안구경련, 구안와사, 눈병에 침.

③ 특기사항

• 얼굴에 침을 찌를 때는 살가죽을 들고 빗겨서 찌릅니다.
• 원인을 알 수 없는 두통에는 풍시, 두유, 백회에 침을 놓
면 좋습니다.

3. 족삼음 : 비, 간, 신

다리 안쪽에 흐르는 세 경락을 족삼음이라고 합니다. 음경
락이기 때문입니다.

(1) 족태음 비경

① 특 징

• 지라와 이자를 합쳐서 비장이라고 합니다. 원래 서양의
학에서는 이 둘을 구분해서 별개로 다룹니다. 그래서 췌장을
통제하는 혈을 따로 찾아내서 쓰기도 합니다(췌장유). 그러나
원래 동양의학에서는 같은 것으로 취급합니다. 그 이유는 지라
와 이자가 각기 다른 형태로 존재해도 같은 혈관을 쓰기 때문
입니다.
• 서양에서는 지라 하나만을 비장이라고 합니다.
• 이자는 인슐린을 분비하고, 지라는 혈액을 만듭니다. 따
라서 비장은 혈액과 관계된 일을 합니다. 당연히 혈액관련 병과
관련이 있습니다.
• 멍이 잘 드는 것도 비장 탓입니다. 비장은 혈관을 통솔합

니다. 피가 터지는 것은 혈관의 문제입니다.

• 피를 주관하는 것은 간과 비장입니다. 간이 화를 낸다든지 하는 심리의 문제라면 비장은 몸의 문제입니다.

• 배를 눌러서 꼬르륵 소리가 나는 것을 장명이라고 하는데, 비장이 좋지 않은 것입니다. 그리고 비장이 좋지 않은 사람은 배를 두드리면 북소리가 납니다.

• 다리 안쪽이 많이 아프거나, 많이 뛰었을 때 다리가 아프면 비장을 치료하면 됩니다.

② 혈자리

• 은백(정) : 엄지발톱 바깥쪽 귀. 월경과다, 정신질환, 치매.

• 대도(형)

• 태백(유, 원) : 비장의 원기를 북돋아주는 자리. 혈당을 낮추고 위장병을 치료. 발가락에서 발로 건너가면 볼록뼈가 있는데 그 뼈의 뒤쪽임.

• 공손(낙) : 담 제거. 사지무력감. 태백에서 골을 따라 밀어 올라가다가 멈추는 곳. 담은 가래처럼 습하고 끈적거리는 것인데, 비장에서 만들어서 폐에서 저장합니다.

• 상구(경) : 복사뼈 모서리(밑 선과 옆선이 만나는 자리. 발가락 쪽으로). 위염, 장염, 소화불량, 족관절염, 류머티즘. 비유와 같은 효과를 냄.

• 삼음교 : 복사뼈 위로 3촌 지점. 현종 맞은 편. 간·비·신이 만나는 자리. 태아의 위치 조정. 여자의 비뇨기 생식기 질환, 신염, 방광염, 임질. 생리에 특효. 월경불순, 불임증, 자궁내막

염. 영양상태 불균형, 허약체질. 그러나 임신 초기인 사람에게는 조심해야 함.

- 누곡 : 삼음교 위로 3촌 지점. 오래 서있으면 아픔.
- 지기(극) : 당뇨병의 특효 혈. 음릉천 아래 3촌. 음릉천과 복사뼈의 1/4 지점.
- 음릉천(합) : 정강이뼈가 무릎으로 가면서 휘도는 곳. 비장과 신장이 조화를 이루지 못할 때(몸이 부을 때). 비장이 영양을 흡수해서 활동을 하는데, 너무 많이 흡수해서 신장으로 많이 가면 신장에 무리가 옵니다. 신장을 보호할 때 이곳을 씁니다. 신장에 이상이 생기면 귀가 잘 안 들립니다. 이것은 달팽이관 안의 망치뼈가 두드리는 소리를 청신경이 뇌로 전달하는 것인데, 낭액이 충분히 있어야만 소리 전달이 잘 됩니다. 그런데 신장에 이상이 생기면 이 낭액이 부족해지고, 그 탓으로 귀가 잘 안 들리는 것입니다. 그래서 음릉천에서 치료합니다.
- 혈해 : 무릎 위쪽 2촌. 혈액과 관련된 모든 병. 슬관절염, 자궁출혈, 월경통, 월경부조화, 갱년기 장애, 자궁내막염, 빈혈, 피부병.
- 기문 - 충문 - 부사 - 복결 - 대횡 - 복애 - 식두 - 천계 - 흉향 - 주영 - 대포 혈은, 임맥을 참고. 임맥을 먼저 찾고 그것을 기준으로 이 혈들을 찾으면 쉽기 때문입니다.
- 대횡 : 이 중에서, 대횡은 비장 이상을 진단하는 곳입니다. 배꼽에서 양옆으로 2촌 지점에 대장 이상을 판단하는 대추혈이 있고, 대추로부터 2촌 지점에 대횡이 있습니다.

임 맥

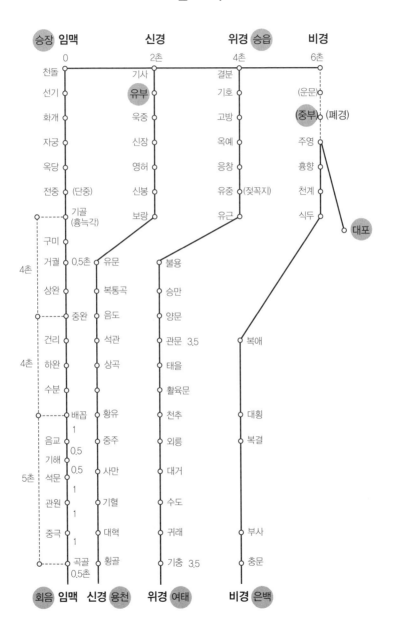

(2) 족궐음 간경

① 특 징

• 혈액을 보관하고, 혈액을 필요한 곳에 알맞게 배치하는 조정을 담당하며, 담즙을 생성합니다. 혈액은 비장에서 만들고, 간에서 저장하며, 심장이 공급합니다.

• 감정을 담당합니다. 특히 욱 하고 치밀어 오르는 감정. 그래서 격노하면 1컵의 피가 사라진다고 합니다.

• 화가 나면 간에 영향을 주고 담즙 생성을 억제해서 소화가 안 됩니다.

• 뇌출혈이 있거나 코피가 터지고 간 동맥이 터지면 간이 안 좋은 것입니다.

• 혈액은 궐음에서 주관합니다. 궐음은 손의 심포와 발의 간입니다. 그래서 심포의 내관을 다스리면 좋습니다.

• 간은 지혜의 주머니라고 합니다.

• 근육은 제2의 심장이라고 합니다. 근육은 간의 통제를 받기 때문에 간이 안 좋은 사람은 인대가 있는 관절 쪽에서 아픔을 많이 느낍니다. 그리고 근육에서 혈액을 가장 많이 소모하기 때문에 근육이 영양 공급을 받지 못하면 긴장되어 혈액을 흡수하지 못하게 됩니다. 따라서 근육의 긴장이 해소되면 저절로 심장도 긴장이 풀어집니다. 날씨가 갑자기 추워지면 근육이 긴장하고, 이것은 심장에 긴장을 유발합니다. 그래서 긴장에 약한 노인들이 환절기에 많이 죽습니다.

• 또 간경은 생식기를 돕습니다. 그래서 자궁내막염이나 월

경불순 같은 병은 간유나 간 경락의 혈을 써서 치료합니다.

② 혈자리

• 대돈(정) : 엄지발톱 모서리. 성기와 관련이 있어 고환염이나 부고환염에 좋음. 급성질환, 갓난아기 경기에도 좋음.

• 행간(형) : 발가락 사이 물갈퀴 부분. 간열을 없애고 조절함.

• 태충(원, 유) : 손의 합곡과 대비. 엄지뼈와 검지뼈가 만나는 사이. 간염, 피로. 4관.

• 중봉(경) : 복사뼈 앞쪽에 가장 굵은 인대가 있는데, 그 인대 바로 옆. 복사뼈와 같은 높이. 일본식 중봉은 그 인대 건너에 있음. 해계 혈은 바깥쪽 세 개의 인대 사이임.

• 5여구(낙) : 여구란 좀벌레가 지나간 구덩이라는 뜻. 앞쪽의 뼈를 더듬으면 그런 홈이 확인됨. 음릉천과 복사뼈의 1/3 위쪽 2cm 지점. 고환염, 낭습, 월경불순.

• 7중도(극) : 음릉천과 복사뼈의 1/2 위쪽 1cm 지점.

• 슬관 : 음릉천 바로 뒤편.

• 곡천(합) : 종아리가 허벅지에 닿도록 무릎을 굽혔을 때 접힘 무늬가 끝나는 곳. 임질의 필수 혈. 간염, 슬관절염, 류머티즘 관절염, 자궁내막염. 배가 빵빵한 것, 헛배 부를 때, 피곤할 때.

• 음포

• 족오리

• 음렴

• 급맥

• 장문 : 11번 갈비뼈 끝. 이곳에 장기가 내려오지 않도록 막

는 막이 있음. 복막염에 특효혈. 왼쪽 장문은 깊이 찌르지 말 것.

• 기문(모) : 거궐과 같은 높이로, 7번 갈비뼈 끝. 간의 모혈
인데, 모혈에 반응이 있으면 간유혈에도 반응이 나타남. 간비대
증, 담석증, 늑간신경통.

(3) 족소음 신경

① 특 징

• 신장은 선천지기를 관장하는 곳입니다. 그렇기 때문에 신
장을 잘 관리하면 선천지기를 깎지 않고 잘 쓸 수 있습니다.

② 혈자리

• 용천(정) : 발바닥을 3등분하여 1/3지점 한 복판. 까무러
쳤을 때의 최후 치료처. 뇌출혈 등의 혼수상태일 때 사혈을 합니
다. 반면, 눈동자가 풀린 것은 회생이 어렵습니다. 혼이 나갔기
때문입니다. 그러면 반드시 백문(항문)도 풀려 있습니다. 항문이
열린 것은 백이 나간 것입니다. 익사한 사람은 항문이 열려 있습
니다. 항문이 열리고 눈동자가 풀린 것은 혼과 백이 몸에서 빠져
나간 것입니다.

• 연곡(형) : 신장에 열 있을 때. 고열, 손발 뜨거움.

• 태계(유, 원) : 복사뼈와 아킬레스건의 1/2 지점.

• 대종(낙) : 신장경과 방광경을 연결.

• 수천(극)

• 조해 : 대장경의 열결과 짝. 신장 기능을 조절.

• 복류(경) : 태계 위쪽 2촌. 신장의 음을 생산하여 신기를 북돋움. 위기와 영기를 조절. 피부병.

• 교신 : 복류 바로 앞.

• 5축빈 : 금연침 자리. 해독작용이 탁월하여 약물중독에 사용함.

• 음곡(합) : 오금 안쪽 두 인대 사이. 신기를 북돋아줌. 무릎 관절병에 두루 쓰임.

• 대혁 : 중극 옆. 방광염, 요도염, 불임증. 난소의 배란을 도움.

• 기혈 : 관원 옆. 월경 부조, 자궁근종.

• 사만 : 석문 옆. 복부냉감, 복막염, 만성 신장염. 잘 쓰이지 않는 혈.

• 중주 : 음곡 옆. 만성장염, 소화불량.

• 황유 : 배꼽 옆. 이곳에 부어 있으면 신장이 안 좋음.

• 상곡 : 복막염, 복통, 설사, 변비, 위경련, 황달.

• 석관 : 복통, 산후복통, 변비, 불임.

• 음도 : 중완 옆. 위염, 위궤양, 위암.

• 통곡 : 음도혈과 비슷하며, 위장병 주치 혈. 구토 설사.

• 유문 : 거궐 옆. 위장의 연동운동 도움.

• 보랑 - 신봉 - 영허 - 신장 - 욱중.

• 유부 : 감기로 가래가 나올 때. 심장 박동 조절.

③ 특기사항

• 대혁 - 기혈 - 사만 - 중주 - 황유 - 상곡 - 석관 - 음도 - 통곡

- 유문 - 보랑 - 신봉 - 영허 - 신장 - 욱중 - 유부 혈은 임맥 참고.

• 잠을 너무 많이 자는 다면증은 조해를 사하고 신맥을 보합니다. 반면에 불면증은 조해를 보하고 신맥을 사합니다.

• 불면과 다면이 번갈아드는 경우는 복류에 침을 놓고 신궐에 뜸을 뜨면 됩니다. 이렇게 되면 영기와 위기의 전환이 원활해지기 때문입니다.

4. 족삼양 : 위, 담, 방광

(1) 족양명 위경

① 특 징

• 음은 받아들이는 성형이고, 양은 발산하려는 성향인데, 비장은 음이고 위장은 양입니다. 비장이 음 70 양 30이라면, 위장은 양 70, 음 30입니다. 그래서 위장의 문제는 언제나 음이 현저히 부족한 점이 문제입니다.

• 이런 음부족의 문제는 혀로 확인합니다. 혀에 설태가 별로 없으면 진액이 부족한 것입니다. 음 부족으로 인해서 소화를 못 시키는 일이 발생하면 죽을 먹어 위의 부담을 줄여주어야 합니다. 음 부족이 심해지면 반위(암)로 발전합니다.

• 비장은 음이어서 양 부족이 문제입니다. 이 경우, 살이 많이 찝니다. 이럴 때는 열을 내는 음식인 생강을 먹으면 좋습니다.

• 위는 밖에 있는 것을 내 몸으로 들이는 곳입니다. 따라서 욕심과 관련이 많습니다. 사람은 온열동물인데, 바깥의 음식이

들어온다는 것은 찬 것이 들어온다는 뜻입니다. 그래서 위는 그 기본이 몸을 냉하게 만드는 속성이 있습니다. 따라서 따뜻하게 해주어야 위의 부담이 적습니다.

② 혈자리

- 승읍 : 눈두덩 밑 한 가운데.
- 사백 : 승읍 바로 밑.
- 거료 : 코 밑선과 눈 중앙선이 만나는 곳. 상치통, 안면신경마비.
- 지창 : 입꼬리 바깥쪽 1.4촌. 안면신경마비.
- 대영 : 인영의 직상방. 하치통, 안면신경마비, 삼차신경통. 여기서 갈라진 간래가 머리 쪽으로 올라감.
- 협거 : 이를 악물면 약간 볼록해지는 곳. 하치통, 얼굴신경마비, 삼차신경통.
- 하관 : 입을 벌리면 나오고 다물면 들어가는 자리. 상치통이면 직자, 하치통은 협거쪽으로 찌름. 귀에 이상이 있는 경우, 귀 쪽으로 찌름.
- 두유 : 이마 귀 바깥의 머리 숱 속. 편두통. 위경련, 임신구토, 고혈압, 천식.
- 인영 : 울대 바깥쪽으로 맥이 뛰는 곳. 이곳은 자극이 세므로 양쪽을 다 찌르지 않는다. 낙태할 우려가 있다. 위경련, 임신구토, 고혈압, 천식.
- 수돌 : 인후통, 천식, 갑상선종.
- 기사 : 인후염, 천식.

• 결분 - 기호 - 고방 - 옥예 - 응창 - 유중 - 유근 : 임맥 참조.

• 불용 : 위장이 밥을 더 이상 수용할 수 없다는 뜻. 거궐 옆. 늑간신경통, 위경련, 구토.

• 승만 : 위장이 가득찼다는 뜻. 위통. 급만성위염. 소화불량.

• 양문 : 천추와 불용의 1/3 불용쪽. 중완 옆.

• 관문 : 건리 옆.

• 태을 : 하완 옆.

• 활육문 : 수분 옆. 활(滑)은 신장 담당, 육(肉)은 비장 담당. 설사를 오래 하거나 체한 게 오래 되었을 때. 우활육문은 십이지장이 닿아 있는 곳.

• 천추 : 배꼽 바깥 2촌. 대장병 주관 혈. 변비 장염, 구토, 하리, 복통, 월경불순. 천기와 지기가 교차하는 혈.

• 외릉 : 음교 옆.

• 대거 : 석문 양옆. 대장병 주관. 여자들 허리 아플 때. 변비. 장결석. 부인과 질환, 방광염. 임질. 하복부병. 월경곤란. 만성복막염. 좌골신경통. 류머티즘.

• 수도 : 관영 옆. 하복부 특히 방광, 자궁, 요도 질환.

• 귀래 : 중극 옆.

• 기충 : 곡골 옆 서혜 인대상에 위치. 衝은 맥박이 뛴다는 뜻. 복막염이나 복수가 차 있을 때. 남녀 생식기 질환.

• 비관 : 회음 수평선. 중풍, 반신불수, 요통.

• 복토 : 토끼가 엎드린 모양. 무릎종지뼈 위와 전장골 밑 튀어나온 곳으로부터 2/3(6촌) 지점. 좌골신경통, 중풍, 반신불수, 하지마비.

• 음시 : 양구 바로 위. 무릎 시릴 때

• 양구(극) : 무릎종지뼈 바깥 위쪽 2촌. 무릎을 쭉 펴면 무릎종지뼈 바깥에 홈이 생기는데, 그 홈을 밀어 올라가면 막히는 곳이 양구혈. 급한 설사, 위경련 멈추는 데 특효. 위염, 위통, 복통, 충수염의 특효혈. 멀미 설사. 좌측이 잘 듣습니다.

• 독비 : 송아지콧구멍. 무릎을 약간 구부리고 무릎종지뼈 바로 밑을 더듬으면 뼈가 쏙 들어간 곳. 염증, 관절염, 류머티즘.

• 족삼리(합) : 독비와 비골소두를 두 점으로 이등변 삼각형을 만드는 자리. 독비에서 3촌 밑. 장수에 필수 혈. 급만성 위염, 급만성 장염, 급성 취염, 위경련, 위 아토피, 위하수증, 위장병, 신경쇠약, 히스테리, 신경증, 중풍, 반신불수, 좌골신경통, 비골신경통, 소아마비, 피로회복, 식생보건에 필수 명구 혈. 위산과다 병에는 쓰지 않는 게 좋음. 이 혈은 기운을 강하게 끌어내리므로 소아의 발육이 정지되므로 아이에게는 쓰지 않는 것이 좋음, 아이에게는 신주가 만병통치 혈.

• 상거허 : 무릎종지뼈에서 발목까지 16등분할 때, 3촌 밑이 족삼리, 다시 3촌 밑이 상거허, 다시 3촌 밑이 하거허임. 살이 빠짐. 대장병 주관. 장염, 하리, 변비. 반신불수, 비골신경통, 각기, 위장열 제거.

• 조구 : 독비와 해계의 1/2 지점.

• 하거허 : 따라서 하거허는 발목으로부터 7분. 조구 1촌 아래. 상거허와 하거허는 손의 상렴과 하렴과 짝. 소장경 이상시. 살이 찜.

• 풍륭(낙) : 담 제거 비위 치료. 어혈 제거. 낙혈은 본궤도

에서 약간 벗어나있음.

• 해계(경) : 발목의 정 가운데이면서, 엄지가락에서 오는 인대와 나머지 네 발가락에서 오는 인대 뭉치 사이. 다래끼.

• 충양(원) : 2 - 3뼈 사이.

• 함곡(유) : 태충 옆 건너 골짜기.

• 내정(형) : 물갈퀴 부분. 위의 열. 입 냄새, 급성위염. 식중독 치료에 명혈. 차멀미에 특효.

• 여태(정) : 둘째 발톱의 바깥 귀(새끼발가락 쪽).

③ 특기사항

• 위경락은 발가락의 2지와 3지 사이로 흐르는데, 3지와 4지 사이로도 내경락이 흐름. 그래서 그곳의 골짜기를 누르면 반응.

• 잘 때 이빨을 갈면 위장 장애.

• 중풍의 경우, 급성이면 맞은편을 치료하고, 만성이면 굳은 쪽을 치료합니다.

• 계단 오를 때 시큰시큰 하면 학정, 내릴 때 시큰하면 독비 내슬안.

• 근육이 좋으면 기혈이 좋다는 증거임.

• 위와 대장은 양명경입니다. 그래서 양명에 병이 오면 그 짝인 비장과 폐가 차가워집니다. 그러면 활동력이 떨어집니다. 양명의 열로 오는 병에는 뜸이 좋습니다.

(2) 족소양 담경

① 특 징

• 담경의 특징은 측면부를 담당하며, 머리에는 특히 담경이 많이 퍼져 있습니다. 그래서 옆머리가 아픈 편두통은 이 담경과 뗄래야 뗄 수 없습니다.

• 담경은 족소양인데, 같은 소양이 손에서는 삼초에 해당합니다. 그래서 편두통은 삼초와 담경을 다스리면 좋은 효과를 볼 수 있습니다.

② 혈자리

• 동자료 : 료(髎)란, 쏙 들어간 곳을 말합니다. 눈 바깥의 쏙 들어간 곳. 눈이 맑아짐.

• 청회 : 소리가 모이는 곳. 귓병에 쓰임.

• 객주인 = 상관 : 치료증상이 청회와 비슷하여 청회를 씀.

• 함염 : 곡빈에서 두유 쪽으로 1/4 지점. '함~' 하고 입을 뻐끔거리면 근육이 움직임.

• 현로 : 두유와 곡빈의 중간 지점으로, 두개골이 걸려 있는 곳. 몸의 중심이 붕 떠있는 듯한 느낌이 들거나 두통에 씀.

• 현리 : 머리카락이 말총처럼 내려온다는 뜻. 대장, 위, 삼초, 담경이 교회하는 곳.

• 곡빈 : 귓바퀴의 위쪽에 걸린 수평선과 앞쪽 수직선이 만나는 지점. 방광경과 담경이 교회함.

• 솔곡 : 이마를 가로로 1/2한 선과 귀의 상점에서 수직으로

만나는 지점. 편두통, 눈병, 현운. 술 깨는 곳.

- 천충 : 이마를 가로로 1/2한 선과 귓바퀴 뒤쪽에서 수직으로 만나는 지점. 모든 뇌 질환에 씀.

- 부백 : 천충과 귀후점을 이은 선분의 중점. 두통, 치통, 이명, 난청, 기관지염.

- 두규음 : 부백과 완골의 중점.

- 완골 : 귀 뒤쪽에 볼록뼈가 있는데, 그 뼈를 엄지와 검지로 만질 때 엄지가 닿는 부분. 목 부었을 때. 구안와사, 얼굴이나 목에 이상이 있을 때.

- 본신 : 두유와 신정을 3등분할 때 두유로부터 1/3 지점.

- 양백 : 눈의 정중앙선으로 눈썹에서 위로 2cm 지점. 사혈하면 정신이 돌아옴.

- 두임읍 : 머리가 시작되는 곳에서 1cm 위. 이것은 다리에도 임읍이 있기 때문에 앞에 머리를 붙인 것입니다. 다리의 임읍은 족임읍이라고 합니다. 양백과 함께 눈병 치료.

- 목창 : 두임읍에서 뇌공 쪽으로 1/5 지점. 눈병치료.

- 정영 : 두임읍에서 2/5 지점. 어리둥절하고 허둥지둥대는 사람의 정신을 맑게 해주는 힐.

- 승령 : 두통, 위산과다, 간 질환.

- 뇌공 : 두통, 후두신경통.

- 풍지 : 두개골 뒤쪽 아래를 눌러보면 오목 들어간 곳. 중풍 환자는 이곳을 눌러보면 많이 아파합니다. 두통, 감기, 목이 뻣뻣하거나 뒷골이 땡길 때.

- 견정 : 견장 다는 곳. 곡원 위 2촌. 혈압을 뚝 떨어뜨리는

효과가 있습니다.

• 일월(모) : 갈비뼈 8번 위. 기문 아래. 늑막염, 늑간 신경통. 담경의 모혈.

• 경문 : 팔꿈치 닿는 옆구리. 팔꿈치가 닿는 갈비뼈 쪽은 장문혈. 대소장, 방광, 신장, 위, 어깨, 요통, 담석, 좌골신경통, 늑막염, 위경련, 만성 위질환, 신장결핵. 응용범위가 넓어서 통하게 하면 좋아짐.

• 대맥 : 겨드랑이 선과 배꼽 선이 만나는 지점.

• 오추 - 유도 - 거료

• 환도 : 반신불수 필수 혈. 골반공이뼈와 독맥 사이의 1/3 지점. 엉덩이 살이 많아서 장침을 씀.

• 풍시 : 중풍의 중요 혈. 차렷 자세로 설 때 가운데 손가락 끝이 닿는 곳.

• 슬양관 : 무릎 이상. 다리 펴접지 못할 때. 허벅지에서 종아리로 건너가기 직전의 근육 사이.

• 양릉천(합) : 근회혈로, 모든 근육병에 사용. 대장도 근육으로 봄(연동운동). 자궁에 물혹. 쥐가 잘 날 때. 양릉천은 무릎 바깥쪽의 종아리뼈 끝에 붙은 심줄의 시작처 쪽 들어간 곳. 음릉천 맞은편.

• 양교 : 외구 바깥쪽.

• 외구(극) : 양릉천과 복사뼈의 1/2 지점. 좌골신경통. 이 혈과 같은 높이로 승산과 하거허가 있음.

• 5광명(낙) : 양릉천과 복사뼈의 1/3 지점. 청소년 근시의 특효혈. 근시는 끌어들이려는 심리 때문에 생김. 야맹증, 눈 피

로, 어둠침침할 때. 백내장, 편두통, 하지신경마비, 광견병.

- 4양보(경) : 담경의 경혈.
- 3현종 : 삼음교 맞은편. 밑에서 쓸어 올려서 근육이 파묻히는 곳. 수회혈이어서 골수에 이상이 있을 때.
- 구허(원) : 발목 삐었을 때. 조해 방향으로 찌르면 실침이 다 들어감.
- 임읍(유) : 대맥을 주관하는 혈. 4지와 5지가 만나는 골짜기·지오회에서 인대 건너(인대를 사이로 지오회와 임읍이 있음).
- 협계(형)
- 족규음(정)

(3) 족태양 방광경

① 특 징

- 방광경은 대추 혈을 지나면서 두 갈래로 갈라져 내려갑니다. 제1선은 독맥에서 1.5촌 바깥 지점, 제2선은 3촌 바깥을 따라갑니다. 따라서 독맥을 먼저 잡고 그를 기준으로 방광 혈을 잡으면 편합니다.

② 혈자리

- 정명 : 동공 수평선 눈 안쪽.
- 찬죽 : 눈썹 안쪽. 두통, 시력감퇴, 각막염.
- 미충 : 두통, 현운, 눈병.
- 곡차 : 두통, 현운, 눈병.

독 맥

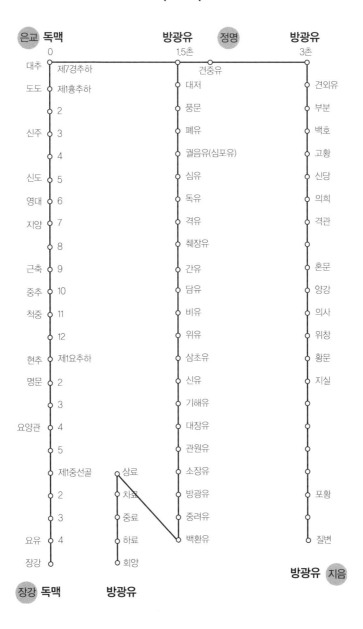

- 오처 : 곡차와 통천을 3등분했을 때 곡차로부터 1/3 지점.

- 승광 : 곡차와 통천을 3등분했을 때 곡차로부터 2/3 지점. 눈병, 시력감퇴.

- 통천 : 편두통, 현운, 비염.

- 낙각

- 옥침 : 베개 닿는 부분. 두통, 현운.

- 천주 : 아문(2번 목뼈) 옆. 혈압, 중풍, 두통, 눈병에 널리 쓰임. 중풍 환자는 이 천추의 근육이 풀어짐.

- 대저 : 1도도 혈 옆. 골수염, 근육 관련 병. 폐병일 때도 대저가 많이 아픔.

- 승부 : 엉덩이 아랫선. 좌골신경통.

- 위중(합) : 다리오금 가로무늬의 가운데.

- 승산 : 종아리 한가운데 근육이 갈라지는 지점. 쥐났을 때.

- 부양

- 곤륜 : 복사뼈와 아킬레스건의 1/2 지점.

- 복삼 : 곤륜 아래쪽.

- 신맥 : 복사뼈 바로 밑.

- 금문

- 경골(원) : 발 바깥 볼록뼈의 앞뒤로 아픈 곳.

- 속골

- 통곡

- 지음(정) : 새끼발가락 바깥모서리. 자궁 속의 아기가 거꾸로 들어선 것을 바로잡는 혈.

③ 특기사항

• 8요혈 잡는 방법. : 엎드리면 엉덩이 위쪽에 약간 패인 듯한 부분이 있는데, 이곳은 눈을 닮았다고 하여 요안이라고 합니다. 그 양쪽 요안의 아래쪽을 연결하는 선에 상료가 있습니다. 그리고 등뼈를 따라서 밑으로 손끝으로 훑어 내리면 뼈가 걸립니다. 그 뼈의 양옆에 차료가 있습니다.

• 또 다른 방법은, 요추 4번 밑의 요양관을 먼저 잡고 그것을 기준으로 8요혈을 잡는 것입니다. 요추 4번은, 양쪽 골반뼈 위쪽을 연결하는 선에 있습니다. 이 선을 야코비 선이라고 하는데, 그 선에 놓인 뼈가 요추 4번입니다. 요양관 밑이 17추하고, 그 다음 뼈 사이가 제1중 선골인데, 이것 양옆에 상료가 있습니다.

• 선골의 맨 밑은 꼬리뼈인데, 엉덩방아를 찧으면 이 끝이 구부러집니다.

• 방광 1선까지는 깊이 찔러도 됩니다. 방광 2선은 깊이 찌르면 안됩니다. 폐를 찌를 수 있습니다. 폐를 찌르면 폐가 오그라드는 기흉이 됨.

• 뼈는 목에서부터 경추 - 흉추 - 요추 - 선골 - 꼬리뼈 순.

5. 임맥 독맥

임맥과 독맥은 몸의 한 복판을 지나는 경락입니다. 그런데 이것은 12정경에 속하지 않고 기경팔맥에 속합니다. 하지만, 워낙 많이 다루어지고, 또 다른 경락의 혈자리를 찾는데 기준이 되기 때문에 기초과정에서도 꼭 알아야 합니다.

(1) 임 맥

① 특 징

• 임맥은 몸의 앞부분 정중앙을 지납니다.

② 혈자리

• 승장 : 입술 바로 아래입니다. 아이들 침이 모이는 곳이라는 뜻입니다.

• 염천 : 울대 위 2cm 정도인데, 엄지손가락 마디 닿는 곳입니다. 편도선염이나 실어증을 치료합니다. 실어증은 말문이 막히는 것인데, 이건 기가 막힌다는 뜻이고, 심리상의 충격을 받았기 때문에 심장과 관련이 있습니다. 심장의 속경락이 혀뿌리에 닿아 있습니다.

• 천돌 : 돌은 굴뚝이라는 뜻입니다. 쇄골 사이의 움푹 들어간 부분입니다. 기침과 가래에 직효인데, 일단 1cm 정도 곧게 찌른 다음 뼈 밑으로 배꼽 방향으로 눕혀서 찌릅니다.

• 단중 : 전중이라고도 합니다. 젖꼭지를 이은 선입니다. 심포의 상태를 확인하는 곳입니다. 화병이 확인되기도 합니다. 기회혈이고, 심포의 모혈입니다. 모혈이란 사기가 모이는 곳입니다. 이곳도 빗겨 찌릅니다.

• 기골 : 검상돌기 상단. 가슴의 흉곽이 만나는 곳.

• 구미(낙) : 검상돌기의 끝부분.

- 거궐 : 심장경의 모혈. 심장질환의 주치처.
- 상완 : 완이란 위를 가리키는 말입니다. 식도에서 위가 시작되는 부분입니다. 위통, 위경련, 위산과다, 위궤양, 위염, 천식, 현운, 늑간신경통.
- 중완 : 상중하초를 모두 다스림. 위경의 모혈. 부회혈.
- 건리 : 위궤양, 위하수증(폭식, 불규칙한 식사). 백회가 꺼져 있음.
- 하완 : 하초 다스림. 위장에서 십이지장으로 넘어가는 유문 자리. 그래서 십이지장 반응이 있음. 신장병, 남녀생식기병, 장질환, 하지의 병.
- 수분 : 대장, 위, 폐, 방광과 연결되어 있음. 위하수증, 신장방광염, 복막염(뜸), 복수 등에 필수 혈. 폐경락에 문제가 있을 때 수분에 먼저 침함. 폐경락에 담음이 저장됨.
- 신궐(배꼽) : 신궐이 뜨겁기만 하면 사기가 많이 몰려 있기 때문.
- 음교 : 복막염, 신장염.
- 기해 : 기가 충만히 모이려고 하는 혈. 충수염, 만성복막염, 신장질환, 장질환, 신경쇠약, 몽정, 임질, 생식기질환, 불임, 자궁근종, 요통.
- 석문 : 금침혈, 자극이 세서 뜸을 뜸. 침을 찌르면 불임이 될 수 있음. 그래서 石임. 부인과질병은 이곳을 만지면 돌같이 단단함.
- 관원 : 소장의 모혈. 남자의 기 증강, 하단전.
- 중극 : 소변 문제. 방광의 모혈. 여자 기 증강. 수도와 같이 침.

• 곡골 : 치골접합부 상연. 오줌소태. 골반공이뼈 수평선. 손 가로금선.

• 회음 : 만성치질, 항문위주 염증. 음통.

③ 임맥 혈자리 잡는 법

• 임맥의 기준이 되는 것은 배꼽(신궐)입니다. 그리고 임맥에서 가장 중요한 것은 기골을 잡는 것입니다. 기골과 배꼽의 거리를 몇 등분해서 혈을 잡거든요.

• 기골은 갈비뼈가 만나는 자리를 뜻합니다. 그런데 양쪽 갈비뼈가 올라가서 만나는 자리 바로 밑 명치에는 뾰족한 물렁뼈가 있습니다. 이것을 구미라고 합니다. 비둘기꼬리를 닮았다는 뜻이죠. 대부분은 아주 작은데, 사람에 따라서 이 연골이 크고 작습니다. 그래서 여기서부터 기준으로 잡으면 다른 혈 전체의 위치가 아주 작은 오차를 드러내게 됩니다. 그래서 변하지 않는 선인 기골을 기준으로 잡는 것입니다. 기골은, 갈비뼈가 올라가서 만나는 자리입니다. 실제로 갈비뼈는 올라가다가 몸 한 가운데 선에서 흐지부지 사라지고 맙니다. 그러면 그 연장선을 마음으로 그어서. 그것이 만나는 지점을 눌러보면 뼈가 쏙 들어가 있습니다. 거기부터 거리를 재는 것입니다. 그래서 명치라고 막연히 눌러서 혈을 잡을 때보다 더 확실히 혈의 위치를 잡아낼 수 있습니다. 침은 워낙 가늘기 때문에 정확성이 높아야 효과 역시 좋습니다.

• 중완 : 기골과 신궐을 이등분하는 자리가 임맥에서 가장 많이 쓰는 중완입니다. 위장의 주치혈이죠. 기골과 중완의 이등

분 지점이 거궐, 중완과 거궐의 이등분 지점이 상완입니다. 기골
과 거궐의 중간 지점이 구미입니다. 따라서 기골, 구미, 거궐, 상
완, 중완의 순으로 내려갑니다.

• 하완은 중완과 신궐의 1/2 지점이고, 나머지도 역시 절
반으로 나눕니다. 그러면 중완, 건리, 하완, 수분, 신궐이 됩
니다.

• 밑으로 죽 내려가면 생식기가 나타나기 전에 골반뼈가 나
타납니다. 손으로 만져집니다. 눌러보면 둥그스름합니다. 그래
서 이름도 곡골입니다. 신궐과 곡골을 5등분합니다. 손가락 네
개를 같은 간격으로 펴서 놓으면 됩니다. 신궐부터 차례로 음교,
석문, 관원, 중극, 곡골이 됩니다. 우리가 흔히 많이 듣는 기해는
음교와 석문의 1/2 지점입니다. 음교, 기해, 석문이 조로록 붙어
있는 것이죠. 그래서 기해와 석문을 구별하기 힘듭니다. 손가락
두께 안에 들어오는 거리이기 때문입니다.

• 위로 가보겠습니다. 천돌은 양쪽 쇄골이 만나느라 쏙 들어
간 지점을 말합니다. 기골까지 6등분을 합니다. 위로부터 선기,
화개, 자궁, 옥당, 전중(단중)입니다. 전중은 찾기 쉽습니다. 젖
꼭지를 연결하는 선입니다.

④ 특기사항
• 중완 : 위경의 모혈이고 부회혈.
• 임맥에서는 관원(남), 중극(여), 중완, 기해 4혈을 주로 씀.
• 음경락과 양경락을 이어주는 낙혈은, 정상통로에서 조금
씩 벗어나 있습니다.

- 몸의 앞부분에는 여러 가지 경락이 흐릅니다. 그래서 임맥을 기준으로 좌우로 대칭인 혈을 잡습니다. 임맥에 가장 가까운 경로를 흐르는 경락은 신장경락이고, 그 바깥으로 위경이, 더 바깥으로 비경이 흐릅니다.

- 가슴의 경우, 임맥에서 2촌 거리에 신경, 4촌 거리에 위경(젖꼭지 거리와 일치), 6촌 거리에 비경이 흐릅니다.

- 이 경락들은 젖꼭지 아래로 내려오면서 임맥 쪽으로 바짝 달라붙습니다. 신경은 거궐 바로 옆의 유문 혈부터 임맥과 바짝 붙어 내려가고, 위경은 신경이 흐르던 2촌 거리로 다가와서 흐르고, 비경은 위경이 흐르던 4촌 거리로 들어옵니다.

- 그래서 이 경락들의 위치를 임맥의 혈 자리를 기준으로 잡아내려갑니다.

- 배꼽인 신궐 바로 옆에 황유(콩팥)가 있고, 2촌 바깥으로 천추(대장)가 있으며, 2촌 더 바깥으로 대횡(비장)이 있습니다.

- 석문 - 사만 - 대가가 나란히 있고, 관원 - 기혈 - 수도가 나란히 있으며, 중극 - 대혁 - 귀래가 나란히 있습니다. 따라서 이들을 하나로 묶어서 기억하는 것이 편합니다.

(2) 독 맥

① 특징

- 임맥과 위경의 관계처럼, 여기 독맥과 긴밀한 관계에 있는 경락은 방광경입니다. 독맥은 등 뒤의 복판을 따라가는 선이고, 방광은 그 양쪽으로 아주 넓게 퍼져 있습니다. 그래서 독맥

을 근거로 방광경의 혈 자리를 잡는 경우가 많습니다. 여기서 두 경락을 함께 다루는 이유이기도 합니다.

- 먼저, 독맥을 알려면 등 쪽의 뼈를 알아야 합니다. 목뼈인 경추가 모두 7개, 갈비뼈가 달린 가슴뼈인 흉추가 12개, 허리뼈가 5개입니다. 이 뼈에는 스테고사우루스의 등처럼 돌기가 비스듬히 솟아 있습니다. 그래서 찌를 때도 이 각도를 유지해서 찔러야 들어갑니다. 목뼈인 경추는 45도, 흉추는 60도 정도 기울어 있습니다. 허리뼈는 수직으로 찌릅니다.

- 그리고 환자가 엎드리는데, 양손을 겹쳐서 이마 밑에 놓으라고 하고 침을 찌르면 편합니다.

- 등뼈는 솟은 뼈 사이마다 인대가 있습니다. 맨 바깥의 것을 항인대라고 하고, 그 안의 것을 극간인대라고 합니다. 이 둘을 뚫고 침이 들어갑니다. 그래서 그 인대가 뚫릴 때 침이 닿으면 찌릿한 느낌이 옵니다. 맨 안쪽에는 황인대가 있는데, 이것은 침으로 뚫리지 않습니다. 아주 중요하다는 뜻이죠. 모두 세 막으로 되어 있는데, 바깥은 단단한 경막으로 되어 있고, 그 안에는 주지막이 있으며 가장 안쪽에는 연막이 있고, 그 연막 안에 순두부 같은 골수액이 있습니다. 그래서 뚫리지 않는 것입니다.

- 등 양쪽에 방광 경락이 흐릅니다. 방광경락은 두 갈래 갈라져 내려갑니다. 독맥에서 1.5촌 밖에 한 줄, 다시 1.5촌 밖에 한 줄입니다. 독맥에서 1.5와 3촌 바깥 지점이죠. 이 둘을 비교하면서 혈을 잡습니다.

② 혈자리

• 은교

• 태단

• 수구 : 잇몸과 코 사이의 2/3 지점. 인중 위쪽. 응급처치. 구안와사. 얼굴 신경마비.

• 소료

• 신정 : 비염, 두통, 정신과 질환, 콧병.

• 상성 : 비염, 정신과 질환. 백회와 신정의 1/5.

• 신회 : 2/5

• 전정 : 신회와 백회의 1/2

• 백회 : 모든 경락이 교회하는 곳. 턱선을 따라 올라가서 독맥과 만나는 지점.

• 후정 - 강간 - 뇌호 - 풍부

• 아문 : 경추 2번. 벙어리의 입이 열린다는 곳.

• 대추 : 경추 7번 아래. 모든 양경이 지나감. 모든 열에 사용. 열이 심할 때 사혈.

• 흉추1도도 - 3신주 - 5신도 - 6영대 - 7지양 - 9근축 - 10중추 - 11척중

• 요추1현추 - 2명문 - 4요양관

• 십칠추하 : 요추 5번

• 요유

• 장강

③ 참고사항

• 뼈와 뼈 사이가 벌어진 것은 기운이 없는 것이고, 협착한

것은 열이 있는 것입니다.

- 눌러서 아프면 침이 잘 들고, 시원하면 뜸이 좋습니다.
- 좌우의 균형을 잘 관찰합니다.
- 대추혈은 머리를 앞으로 숙였을 때 뼈 둘이 불쑥 솟는데, 그 사이입니다. 위의 큰 뼈는 목뼈이기 때문에 머리를 돌리면 조금씩 따라 돌아갑니다.
- 뼈 사이가 넓으면 허증이고, 뼈 사이가 붙어서 틈이 없으면 실증입니다. 뼈가 붙어서 사이가 없으면 석회석 같은 것이 엉겨있는 증상이므로 뚫어야 하고, 한 번 뚫어주면 다음부터는 쉽게 들어갑니다.
- 만성으로 가면, 방광 1, 2선의 바깥으로 통점이 조금 이동합니다.
- 어린이 발육에 좋은 혈 : 신주, 명문, 중완
- 허리 변형이나 통증 : 신유, 명문, 3번, 4번, 5번.
- 8번 뼈는 몸을 돌릴 때 뼈가 반대로 돌아가는 분기점.

④ 독맥과 방광경 종합

독맥은 여러 가지 질병을 다스리지만, 허리뼈와 직결되어서 무엇보다도 허리 병을 치료하는데 아주 많이 쓰입니다. 그런데 그 중에서도 디스크 치료에 명혈이 있습니다. 이른바 다이아몬드 혈 자리가 그것입니다.

허리를 쓰지 못하는 디스크는 당연히 요추에서 일어납니다. 주로 4번에서 탈이 많이 납니다. 그런데 4번에서 발병하더라도, 그 위아래의 경락과도 연관이 깊어서 이것들을 연결시켜서 다스리면 치료가 잘 된다는 것입니다.

요추1번 밑에 현추가 있고 요추 5번 아래의 혈은 이름이 없어서 17추하라고 합니다. 2번은 명문이고 4번은 요양관이며 3번은 이름이 없습니다. 그런데 명문혈 바깥 방광 1선을 보면 신유가 있습니다. 신유는 양중구음의 이론에 따라 방광경 전체를 잡을 수 있는 중요한 혈입니다. 디스크 병은 몸을 앞으로 수그리기가 잘 안 되고, 이 수그림은 등뒤에 퍼진 방광경과 관련이 많습니다. 이 방광경 전체를 잡는 신유를 찌르면 디스크가 훨씬 잘 잡힙니다. 그리고 양관과 같은 위치의 방광1선에는 대장유가 있습니다. 디스크의 근본 원인은 대장에 있습니다. 대장이 실해지면서 천천히 디스크를 일으키는 것입니다. 그러니까 당연히 대장도 잡아야죠. 그리고 마지막으로 허리뼈의 맨 아래쪽에 있는 무명의 혈인 17추하를 자극합니다.

따라서 독맥에는 1현추, 2명문, 4양관, 17추하를 찌르고, 독맥의 양쪽 바깥으로 흐르는 방광1선에서 각기 신유와 대장유를 찌릅니다. 이렇게 찔러놓고 보면 침들이 정확히 다이아몬드 모양을 이룹니다.

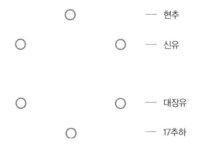

독맥과 방광경은 혈 자리가 너무 많기 때문에 한꺼번에 다 쓰지는 않습니다. 주로 필요한 혈만을 골라서 쓰지요. 그런데 워낙 넓어서 혈 자리 잡기가 불편합니다. 가장 좋은 방법은 대추혈을 잡아서 거기서부터 뼈의 숫자를 세어서 내려가는 것입니다. 그런데 등뼈가 17개나 되기 때문에 아래쪽의 혈을 잡으려면 그것을 세어 내려가는 것도 만만치 않지요. 그래서 여기서는 아래쪽 혈을 빨리 잡는 방법을 정리해봅니다.

양쪽 견갑골의 맨 아랫부분을 연결하는 선에 위치하는 것이 7번 흉추입니다. 지양혈이죠. 그런데 보통 엎드려서 양손을 이마 밑에 놓기 때문에 서있을 때보다 견갑골이 약간 위쪽으로 올라가 있습니다. 그래서 엎드린 채 잡으면 견갑골보다 약간 밑에 위치합니다.

배꼽 맞은편이 명문입니다. 엎드린 채로 옆구리의 살을 살짝 누르면서 치켜 올리면 갈비뼈가 걸립니다. 양쪽을 잇는 그 높이에 명문이 있습니다. 그 명문 바깥으로 신유가 있지요. 명문에서 아래로 뼈를 두 개 건너가면 양관입니다.

요양관은, 중요한 혈인데, 찾기도 쉽습니다. 양쪽의 골반 뼈 위쪽을 잇는 선을 야코비선이라고 합니다. 골반을 더듬으면 금방 찾을 수 있습니다. 야코비선이 지나는 등줄기의 중심에 4번 허리뼈가 있습니다. 그 뼈 밑의 구멍이 요양관입니다.

요추 밑에 선골이 네 개 있습니다. 그런데 이 선골의 중심에서 바깥쪽으로 혈이 하나씩 있습니다. 1선골 바깥으로 1.8cm되는 곳에 상료가 있고, 2번 바깥에 차료, 3번에 중료, 4번에 하료가 있습니다. 이 혈은 양쪽에 하나씩 있는데, 아래로 내려갈수록 안쪽으로 들어옵니다. 그래서 기다란 삼각형의 모양을 그립니다. 손끝으로 눌러보면 그 구멍이 확인됩니다. 여기에다가 침을 찌릅니다. 양쪽에 4개씩 모두 여덟 개죠. 그러면 삐뚤어진 골반이 잡힙니다. 대단한 혈이죠. 다이아몬드 혈이 방광1선을 따라 내려오면서 이루어지는데, 이 여덟 혈은 방광 1선보다 조금 더 안쪽으로 들어옵니다. 방광1선은 독맥에서 1.5촌 밖인데, 상료는 독맥의 1.8cm 밖이니 그럴 수밖에 없겠죠.

[사다리] 말이 나온 김에 등뼈가 몇 개인가 한 번 세어보겠습니다. 목뼈(경추)가 7개, 가슴뼈(흉추)가 12개, 허리뼈(요추)가 5개입니다. 7+12+5 = 24. 이 숫자에서 무언가 직감이 오지 않나요? 인체는 소우주라는 말이 떠올라야 합니다. 우주의 섭리가 인체에 고스란히 들어있다는 말이죠. 하루의 24시간과 정확히 대응합니다. 이것을 원으로 배열하면 다음과 같겠지요.

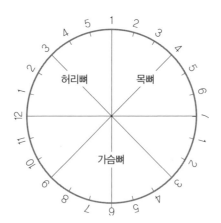

그런데 묘하게도 마주보는 뼈들은 서로 밀접한 관계를 맺고 있다는 겁니다. 예를 들어 목뼈 4번에 통증이 생기고 실제로 탈이 났다고 칩시다. 그러면 그것의 맞은편인 9번 가슴뼈도 탈이 납니다. 신기한 일이지요. 9번뿐만이 아니라 그 위아래인 8번과 10번 뼈도 함께 이상이 생깁니다. 현재 9번만 아프다고 하더라도, 머지않아 8번과 10번도 아프게 됩니다. 따라서 4번 목뼈가 아픈 사람은 가슴뼈 8, 9, 10번을 함께 다스려 주면 치료 효과가 탁월하게 나타납니다.

6.『황제내경』의 사람이란?

독맥에 흉추 5번 밑이 신도이고, 6번 밑이 영대입니다. 그런데 이런 이름을 잘 살펴보면 의미심장합니다. 신도는 신이 다니는 길이라는 뜻이고, 영대는 영혼이 사는 누대라는 말입니다. 이런 이름들은 단순히 붙인 이름이 아니고 인간을 이해하는 관점이 잘 반영된 말이라는 것을 대번에 알아볼 수 있습니다.

게다가 방광경 2선으로 가보면 이와 유사한 이름들이 많습니다. 신주와 같은 높이의 혈 이름은 백호입니다. 넋이 사는 집이라는 뜻이죠. 신도 옆의 혈은 신당으로, 신이 사는 집이라는 뜻이고, 근축 옆의 혈은 혼문으로, 혼이 드나드는 문이라는 말입니다. 척중 옆의 혈은 의사로, 뜻이 사는 집이라는 말입니다. 언뜻 보기에도 이런 말은 그냥 아무렇게나 붙이지는 않았다는 생각이 듭니다.

사람의 의식작용도 오행으로 나눌 수 있습니다.[1]

목 – 혼
화 – 신
토 – 의
금 – 백
수 – 정

식물인간의 경우 신경은 살아있지만 의식이 없는 경우죠. 이것은 백은 있지만 혼이 날아간 경우입니다. 보통 뇌사상태로 판정되는 경우입니다. 그런데 이런 사람도 혼문, 백호, 신당에 꾸준히 뜸을 떠주면 의식이 돌아오는 경우가 있습니다. 식물인간도 살린다면 그것은 기적이지요. 뜸은 그 기적을 열어주는 한 방법입니다.

우리말에 혼비백산이라는 게 있는데 혼이 날아가고 백이 흩어진다는 말입니다. 혼은 하늘에서 온 것이기 때문에 하늘로 날아가고, 백은 땅에서 온 것이기 때문에 땅속으로 흩어집니다. 제사 때 혼을 불러오는 것이 향이고, 백을 불러오는 것이 술입니다. 그래서 향을 피워서 하늘로 올라간 혼에게 알리는 것이고, 술을 따라서 땅으로 돌아간 백에게 뿌리는 것입니다.

『황제내경』 영추에서 말하는 여러 가지 개념에 대해서 좀 더 정리하면 이렇습니다.[2]

[1] 노자 도덕경 하상공장구(이석명 역), 소명출판, 2005, 75쪽 제6장.
[2] 편역 주해 황제내경 영추 1, 310쪽, 본신

혼 : 신을 따라 왕래하는 것

백 : 정과 함께 출입하는 것

신 : 남녀의 두 정이 교접할 때 생김

정 : 생명이 오게 하는 물질

심 : 외부 사물을 인식하고 처리하는 능력

의 : 마음에 생겨나는 바가 있지만 아직 미정인 것

지 : 의가 존재하는 것

혼백신정은 요새 단전 수련단체에서 많이 하는 말들입니다. 심이니, 의니, 지니 하는 것들은 성리학을 비롯한 도가, 선가에서 아주 중요시한 개념이고, 또 시대에 따라 사람에 따라 조금씩 개념이 다릅니다. 그렇지만 위의 개념들을 중심으로 해서 학자들이 의미를 좀 더 추가하거나 바꾼 정도에 지나지 않습니다. 특히 송대의 성리학에 오면 논의가 아주 정교해집니다.

반면에 서양에서는 아주 단순합니다. spirit는 신이고, soul은 혼과 백을 합친 것이고, body는 몸뚱이입니다.

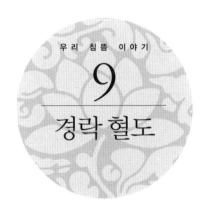

9

우리 침뜸 이야기

경락 혈도

1. 수태음 폐경

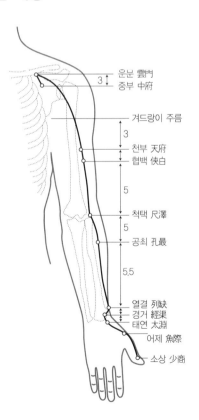

운문 雲門
중부 中府
3

겨드랑이 주름

3

천부 天府
협백 俠白

5

척택 尺澤

5

공최 孔最

5.5

열결 列缺
경거 經渠
태연 太淵
어제 魚際

소상 少商

2. 수양명 대장경

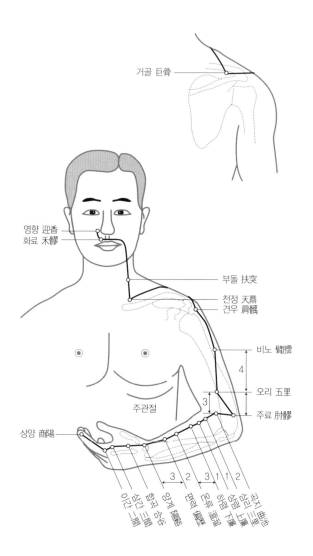

거골 巨骨

영향 迎香
화료 禾髎

부돌 扶突

천정 天鼎
견우 肩髃

비노 臂臑

4

오리 五里

주관절

3

주료 肘髎

상양 商陽

3 2 3 1 1 2

곡지 曲池
수삼리 手三里
상렴 上廉
하렴 下廉
온류 溫溜
편력 偏歷
양계 陽谿
합곡 合谷
삼간 三間
이간 二間

3. 족양명 위경

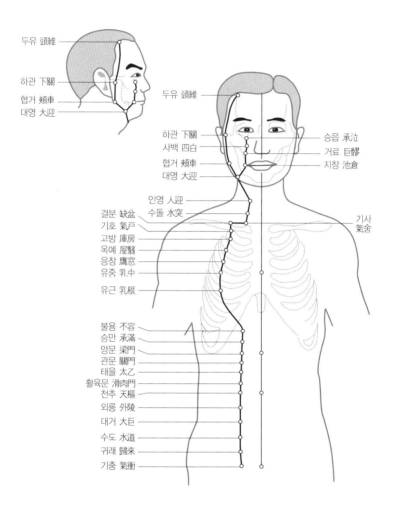

두유 頭維
하관 下關
협거 頰車
대영 大迎

두유 頭維
하관 下關
사백 四白
협거 頰車
대영 大迎
승읍 承泣
거료 巨髎
지창 池倉
인영 人迎
수돌 水突
결분 缺盆
기호 氣戶
기사 氣舍
고방 庫房
옥예 屋翳
응창 膺窓
유중 乳中
유근 乳根
불용 不容
승만 承滿
양문 梁門
관문 關門
태을 太乙
활육문 滑肉門
천추 天樞
외릉 外陵
대거 大巨
수도 水道
귀래 歸來
기충 氣衝

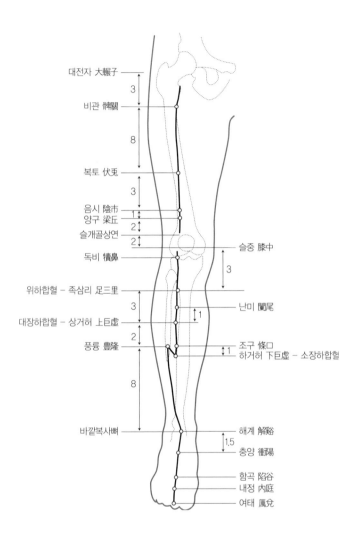

대전자 大轉子

비관 髀關

3

8

복토 伏兎

3

음시 陰市

양구 梁丘

슬개골상연

독비 犢鼻

위하합혈 – 족삼리 足三里

대장하합혈 – 상거허 上巨虛

풍륭 豊隆

바깥복사뼈

슬중 膝中

3

난미 闌尾

1

조구 條口

하거허 下巨虛 – 소장하합혈

2

2

2

1

2

8

해계 解谿

1.5

충양 衝陽

함곡 陷谷

내정 內庭

여태 厲兌

4. 족태음 비경

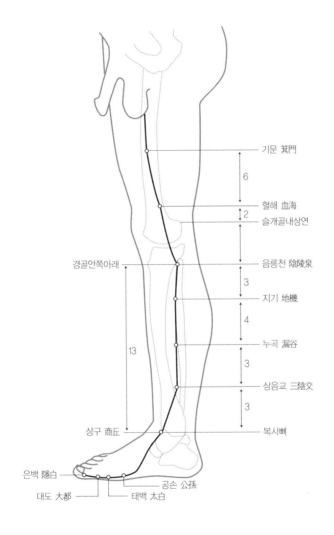

기문 箕門

6

혈해 血海

2

슬개골내상연

음릉천 陰陵泉

경골안쪽아래

3

지기 地機

4

누곡 漏谷

13

3

삼음교 三陰交

3

복사뼈

상구 商丘

은백 隱白

공손 公孫

대도 大都

태백 太白

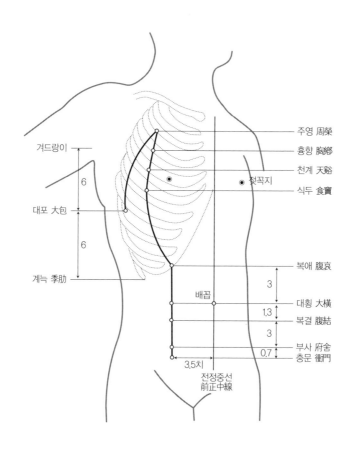

겨드랑이

6

대포 大包

6

계늑 季肋

배꼽

3,5치

전정중선
前正中線

주영 周榮
흉향 胸鄉
천계 天谿
식두 食竇

젖꼭지

복애 腹哀

3

대횡 大橫

1,3

복결 腹結

3

부사 府舍

0,7

충문 衝門

5. 수소음 심경

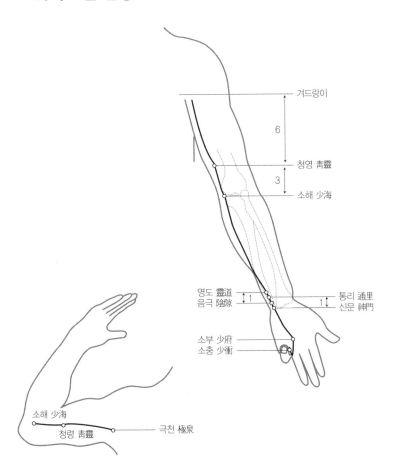

겨드랑이

6

청영 靑靈

3

소해 少海

영도 靈道
음극 陰郤
1

통리 通里
1
신문 神門

소부 少府
소충 少衝

소해 少海
청령 靑靈
극천 極泉

6. 수태양 소장경

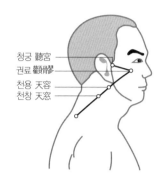

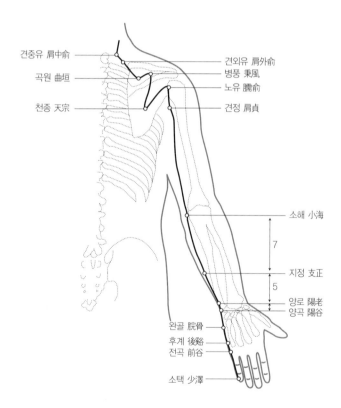

7. 족태양 방광경

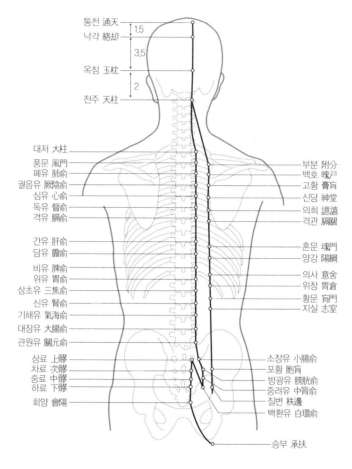

통천 通天
낙각 絡却
1.5
3.5
옥침 玉枕
2
천주 天柱

대저 大杼
풍문 風門
폐유 肺俞
궐음유 厥陰俞
심유 心俞
독유 督俞
격유 膈俞

간유 肝俞
담유 膽俞

비유 脾俞
위유 胃俞
삼초유 三焦俞
신유 腎俞
기해유 氣海俞
대장유 大腸俞
관원유 關元俞

상료 上髎
차료 次髎
중료 中髎
하료 下髎

회양 會陽

부분 附分
백호 魄戶
고황 膏肓
신당 神堂
의희 譩譆
격관 膈關

혼문 魂門
양강 陽綱

의사 意舍
위창 胃倉
황문 肓門
지실 志室

소장유 小腸俞
포황 胞肓
방광유 膀胱俞
중려유 中膂俞
질변 秩邊
백환유 白環俞

승부 承扶

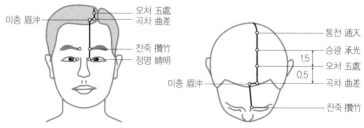

미충 眉沖
오처 五處
곡차 曲差
찬죽 攢竹
정명 睛明

통천 通天
승광 承光
1.5
오처 五處
0.5
곡차 曲差
미충 眉沖
찬죽 攢竹

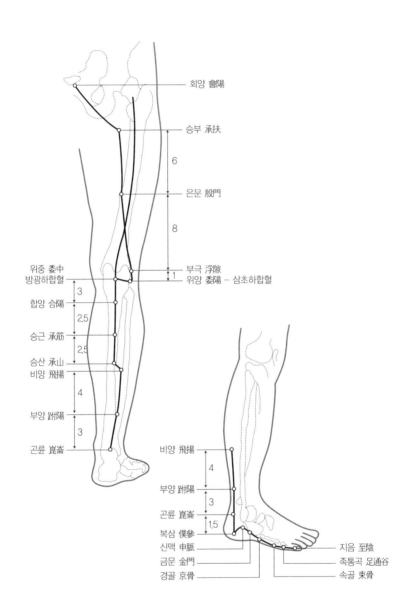

회양 會陽

승부 承扶

6

은문 殷門

8

부극 浮郄
위양 委陽 – 삼초하합혈

1

위중 委中
방광하합혈

3

합양 合陽

2.5

승근 承筋

2.5

승산 承山
비양 飛揚

4

부양 跗陽

3

곤륜 崑崙

비양 飛揚

4

부양 跗陽

3

곤륜 崑崙

1.5

복삼 僕參
신맥 申脈
금문 金門
경골 京骨

지음 至陰
족통곡 足通谷
속골 束骨

8. 족소음 신경

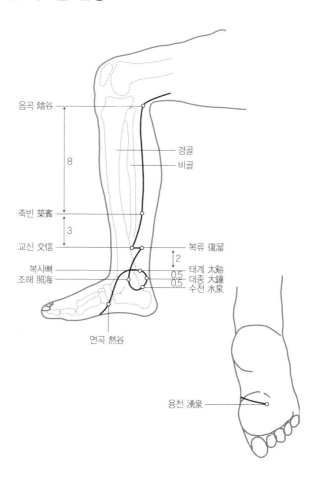

음곡 陰谷

8

경골
비골

축빈 築賓

3

교신 交信

복류 復溜

2

복사뼈
조해 照海

태계 太谿
대종 大鐘
수천 水泉

0.5
0.5

연곡 然谷

용천 湧泉

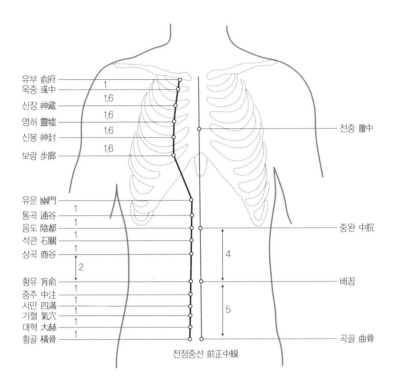

유부 俞府
욱중 彧中
신장 神藏
영허 靈墟
신봉 神封
보랑 步廊

1
1.6
1.6
1.6
1.6

전중 膻中

유문 幽門
통곡 通谷
음도 陰都
석관 石關
상곡 商谷
황유 肓俞
중주 中注
사만 四滿
기혈 氣穴
대혁 大赫
황골 橫骨

1
1
1
1
2
1
1
1
1
1

4
5

중완 中脘
배꼽
곡골 曲骨

전정중선 前正中線

9. 수궐음 심포경

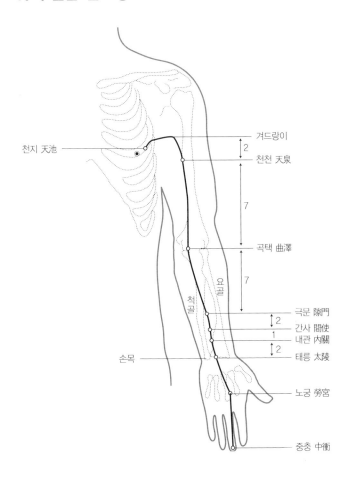

10. 수소양 삼초경

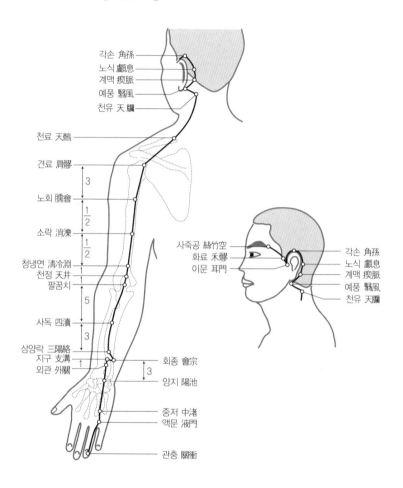

각손 角孫
노식 顱息
계맥 瘈脈
예풍 翳風
천유 天牖

천료 天髎
견료 肩髎
3
노회 臑會
$\frac{1}{2}$
소락 消濼
$\frac{1}{2}$
청냉연 淸冷淵
천정 天井 1
팔꿈치
5
사독 四瀆
3
삼양락 三陽絡
지구 支溝
외관 外關 1

사죽공 絲竹空
화료 禾髎
이문 耳門

각손 角孫
노식 顱息
계맥 瘈脈
예풍 翳風
천유 天牖

회종 會宗
3
양지 陽池

중저 中渚
액문 液門

관충 關衝

11. 족소양 담경

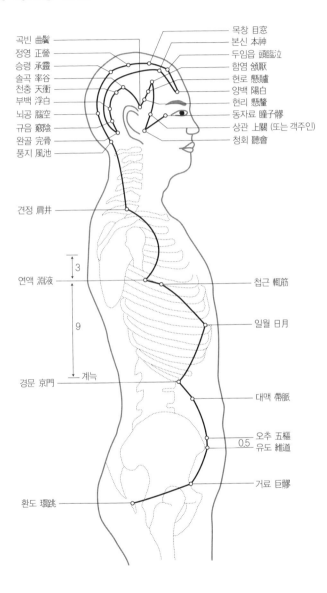

곡빈 曲鬢
정영 正營
승령 承靈
솔곡 率谷
천충 天衝
부백 浮白
뇌공 腦空
규음 竅陰
완골 完骨
풍지 風池

목창 目窓
본신 本神
두임읍 頭臨泣
함염 頷厭
현로 懸顱
양백 陽白
현리 懸釐
동자료 瞳子髎
상관 上關 (또는 객주인)
청회 聽會

견정 肩井

3

연액 淵液

9

첩근 輒筋

일월 日月

경문 京門
계늑

대맥 帶脈

오추 五樞
0.5
유도 維道

거료 巨髎

환도 環跳

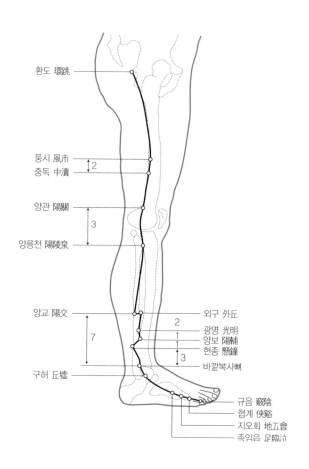

환도 環跳

풍시 風市
중독 中瀆
2

양관 陽關
3
양릉천 陽陵泉

양교 陽交 ─── 외구 外丘
2
7 광명 光明
1 양보 陽輔
1 현종 懸鐘
3
바깥복사뼈
구허 丘墟

규음 竅陰
협계 俠谿
지오회 地五會
족임읍 足臨泣

12. 족궐음 간경

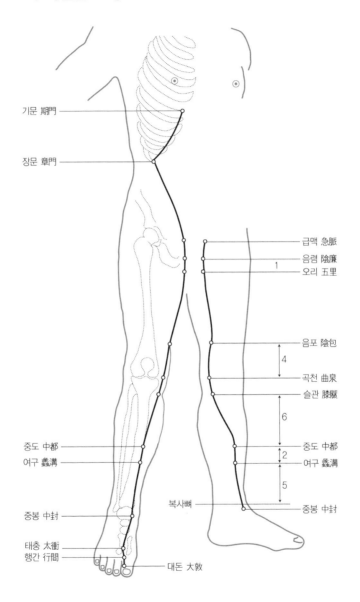

기문 期門

장문 章門

급맥 急脈

음렴 陰廉

1

오리 五里

음포 陰包

4

곡천 曲泉

슬관 膝關

6

중도 中都

중도 中都

2

여구 蠡溝

여구 蠡溝

5

복사뼈

중봉 中封

중봉 中封

태충 太衝

행간 行間

대돈 大敦

13. 임맥

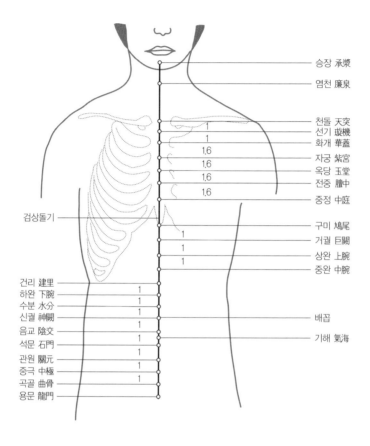

승장 承漿
염천 廉泉
천돌 天突
선기 璇璣
화개 華蓋
자궁 紫宮
옥당 玉堂
전중 膻中
중정 中庭
구미 鳩尾
거궐 巨闕
상완 上脘
중완 中脘
배꼽
기해 氣海

건리 建里
하완 下脘
수분 水分
신궐 神闕
음교 陰交
석문 石門
관원 關元
중극 中極
곡골 曲骨
용문 龍門

검상돌기

14. 독맥

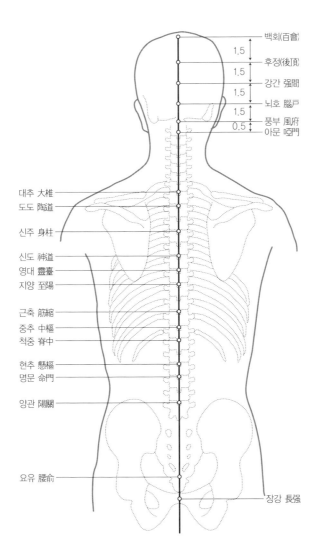

백회(百會)

1.5

후정(後頂)

1.5

강간 强間

1.5

뇌호 腦戶

1.5

풍부 風府

0.5

아문 啞門

대추 大椎
도도 陶道

신주 身柱

신도 神道
영대 靈臺
지양 至陽

근축 筋縮
중추 中樞
척중 脊中

현추 懸樞
명문 命門

양관 陽關

요유 腰俞

장강 長强

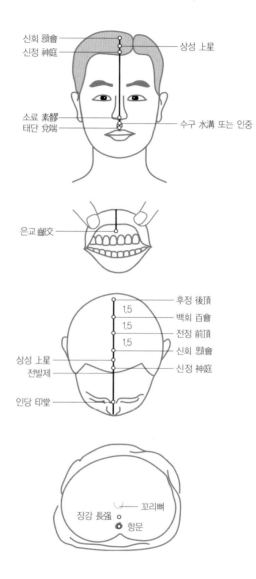

우리 침뜸의 원리와 응용

정진명 지음 / 값 30,000원

사람, 그리고 해와 달, 별의 유기적 결합체 우리 침뜸 대탐구

침뜸을 공부한다는 것은 우리 몸에 경락이라는 방식으로 나타나는, 해와 달, 별들이 아우라진 우주의 기운을 이해하는 여정이다. 곧 우리 몸은 경락을 통해 우주와 조응하고 소통한다.

이 책은, 수 천 년 동안 우주의 운행 원리와 이에 조응하는 우리 몸의 유기적 구조를 탐구함으로써 질병 치료의 오묘한 경험과학을 축적하였던 우리 침뜸의 철학적 바탕과 그 응용의 세계를 알기 쉽게 설명한다.

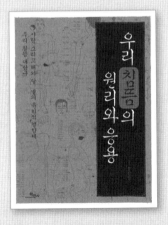

어느 분야든 공부가 깊어지려면, 그 분야에 서린 원리와 이론에 통달해야 한다. 기초가 튼튼한 집이 오래 가듯이 침뜸도 그 바탕을 이루는 이론을 착실히 공부하는 것이 실력과 응용력을 키우는 가장 좋은 방법이다.

침뜸 책은 수없이 많지만, 친절하게 원리를 설명한 책은 거의 없다. 모두 전문인들을 위한 책이기 때문이어서, 이 분야에 새로 입문하려는 사람에게는 불친절하기 짝이 없다. 이에 저자가 〈우리 침뜸 이야기〉 입문 편을 읽은 사람이 좀 더 공부를 깊이 할 수 있도록 또 하나의 책을 기획했는데, 그것이 〈우리 침뜸의 원리와 응용〉이다.

저자의 재치 있는 입담과 막힘없는 글 솜씨로 누구나 접하기 쉽게 설명한 이 분야의 기초 편 〈우리 침뜸 이야기〉에 이어 심화 편 〈우리 침뜸의 원리와 응용〉에서도 다시 한 번 발휘되었다.

학민사
Hakmin Publishers

주소 | 서울시 마포구 토정로 222 한국출판콘텐츠센터 314호(우 04091)
전화 | 02-3143-3326~7   팩스 | 02-3143-3328   홈페이지 | http://www.hakminsa.co.kr

활쏘기의 나침반

정진명 | 값 29,000원

우리 활쏘기의 비밀과 원리 탐구, 그리고 그 계승과 부활의 여정

우리 활쏘기의 불후의 [조선의 궁술]에 숨겨져 있는 활쏘기의 핵심원리를 파악, 올바르게 계승하고 그것을 통해 우리 활쏘기의 진정한 부활, 나아가 우리 전통문화가 미래로 나아가기 위한 가치와 기준, 방향을 제시한다.

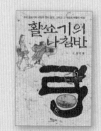

〈개정증보판〉 한국의 활쏘기

정진명 | 값 35,000원

세계 최강 한국궁술의 뿌리

세계 여러 활의 갈래 속에서 우리 활을 자리매김하면서 구결이나 비법처럼 내려온 전통 활쏘기의 원리를 분석하고, 활과 화살의 제작과정, 활터의 풍속과 예법, 우리 활이 지닌 내밀한 사상 등을 알기 쉽게 설명함으로써 겨레의 슬기가 잘 녹아 있고, 기능 또한 세계 최강인 우리 활의 비밀을 밝힌다.

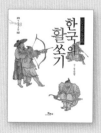

〈개정판〉 우리 활 이야기

정진명 | 값 18,000원

삼국시대 때부터 현대에 이르기까지 2천여 년 동안 원형을 유지하고 있는 국궁은, 무기로서의 효용은 잃었으나 심신수련의 기예로서 매우 유용하다. 이 책은 우리 고유문화이자 전통무예로서 우리 활의 모든 것을 알려주는 개설서이다. 1, 2부에는 우리 활의 역사, 활쏘기 원론, 명궁들의 이야기를 집대성 하였다.

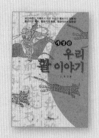

이야기 활 풍속사

정진명 | 값 15,000원

우리 겨레에게 활쏘기는 단순히 활만의 이야기가 아니다. 거기에는 활을 쏜 사람들의 삶과 정신이 녹아 있으며, 그 전통은 수천년 동안 면면히 이어져 우리 사회에 다양한 풍속을 낳았다. 풍속은 그 민족의 살아있는 역사이며 정신이다.

이 책에서는 지은이가 해방 전에 집궁한 사람들을 만나서 그동안 변해온 활터의 모든 풍속을 문답형식으로 정리했다.

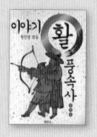

학민사
Hakmin Publishers

주소 | 서울시 마포구 토정로 222 한국출판콘텐츠센터 314호(우 04091)
전화 | 02-3143-3326~7 팩스 | 02-3143-3328 홈페이지 | http://www.hakminsa.co.kr